2024-2025年版

公式 食と生活のスペシャリスト

食生活アドバイザー®

2・3級 ポイントチェック

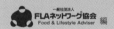

一般社団法人 FLAネットワーク協会
Food & Lifestyle Adviser 編

JN059899

日本能率協会マネジメントセンター

本書の内容に関するお問い合わせについて

平素は日本能率協会マネジメントセンターの書籍をご利用いただき、ありがとうございます。

弊社では、皆様からのお問い合わせへ適切に対応させていただくため、以下①〜④のようにご案内いたしております。

①お問い合わせ前のご案内について

現在刊行している書籍において、すでに判明している追加・訂正情報を、弊社の下記 Web サイトでご案内しておりますのでご確認ください。

https://www.jmam.co.jp/pub/additional/

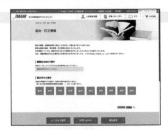

②ご質問いただく方法について

①をご覧いただきましても解決しなかった場合には、お手数ですが弊社Webサイトの「お問い合わせフォーム」をご利用ください。ご利用の際はメールアドレスが必要となります。

https://www.jmam.co.jp/inquiry/form.php

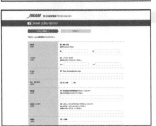

なお、インターネットをご利用ではない場合は、郵便にて下記の宛先までお問い合わせください。電話、FAX でのご質問はお受けしておりません。

〈住所〉　〒 103-6009　東京都中央区日本橋 2-7-1　東京日本橋タワー 9F
〈宛先〉　㈱日本能率協会マネジメントセンター　ラーニングパブリッシング本部　出版部

③回答について

回答は、ご質問いただいた方法によってご返事申し上げます。ご質問の内容によっては弊社での検証や、さらに外部へお問い合わせすることがございますので、その場合にはお時間をいただきます。

④ご質問の内容について

おそれいりますが、本書の内容に無関係あるいは内容を超えた事柄、お尋ねの際に記述箇所を特定されないもの、読者固有の環境に起因する問題などのご質問にはお答えできません。資格・検定そのものや試験制度等に関する情報は、各運営団体へお問い合わせください。

また、著者・出版社のいずれも、本書のご利用に対して何らかの保証をするものではなく、本書をお使いの結果について責任を負いかねます。予めご了承ください。

「食べる」を「生活」の視点で考える

～意識・知識・見識の大切さ～

　社会の環境が変化するとともに、ライフスタイルが多様化・複雑化しています。

　同時に私たちの食を取り巻く環境や、ストレス社会がもたらす健康への影響が問題視されることも多くなりました。

　このような状況下にある現代だからこそ、「食と生活」について、向上した「意識」と正確な「知識」を持ち、的確な提案ができる「見識」ある人材が求められています。

　食生活アドバイザー®は、栄養に関する知識に加え、食の文化や習慣、食を選択するうえでの食品表示の読み解き方、安全・安心を得るための食品衛生、食品流通の重要性や食の外部化の現状、食を取り巻く法律・制度・ルール、消費生活における環境の変化などさまざまな分野の知識が必要となります。

　『2024-2025年版【公式】食生活アドバイザー®2・3級 ポイントチェック』の特徴は、『2024-2025年版【公式】食生活アドバイザー® テキスト＆問題集』（2級・3級）におけるテキストの目次順で制作しており、特に出題率の高い重要ポイントとともに頻出項目をまとめた試験直前期の参考書です。すなわち、「移動中」や「スキマ時間」での有効活用はもちろん、試験会場において最終確認するための役割を持つ、合否を分ける決定版といってよいでしょう！

食生活アドバイザー®資格を取得されることで、食と生活を結びつける
スキルアップやキャリアアップだけでなく、自分自身の生活を見直す、よい
機会につなげてください。

　そして本書が、受験のバイブルであるとともに、健康で質の高い、有意義
な人生を送るための一冊になることを願っております。

　「『食べる』を『生活』の視点で考える」ことのできる「食生活アドバイ
ザー®」目指して頑張りましょう！！

2024年3月

一般社団法人 FLA ネットワーク® 協会 会長

著者　　竹内　弘光

目 次

第 **2** 章

食文化と食習慣に関する知識

〜もてなし上手になろう〜

第 **3** 章

食品学に関する知識 …………… **95**

～買い物上手になろう～

第 **6** 章

社会生活に関する知識 …………… **175**
~やりくり上手になろう~

※本文中にある 2級 3級 の表記は、各級のみに該当するポイントを示しています。

2級 食生活アドバイザー®検定試験2級の範囲

3級 食生活アドバイザー®検定試験3級の範囲

※上記以外の記述は2級、3級両方に関連するポイントです。

序　章

食生活アドバイザー®
試験の概要

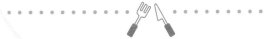

❶ 「食」と「食生活」をとりまく課題

　ライフスタイルの多様化や社会環境の変化に伴って、私たちの「食」をとりまく環境は大きく変化しています。近年では、朝食の欠食率の上昇や、運動習慣のある者の低下、肥満者の割合の増加、野菜摂取量の低下、糖尿病罹患者やその予備軍の増加などが指摘され（厚生労働省「国民健康・栄養調査報告」より）、日本は世界有数の長寿国ではありますが、心身ともに自立して生活できる「健康寿命」と平均寿命とでは男女ともに10年前後の開きがあるという調査結果（厚生労働省・厚生科学審議会（第16回健康日本21（第二次）推進専門委員会））も出ています。このほか、好きな時に好きなものを好きなだけ食べることができる「飽食の時代」の弊害ともいうべき「食を大切にするココロの欠如」や、日本古来の伝統的食文化が薄れつつあること、食の安全性に対する信頼の低下、生産者と消費者のギャップなど、さまざまな「食」と「食生活」をとりまく課題があり、これらの解決・改善のため、食育基本法の制定や食事バランスガイドの公表など、国を挙げての取り組みが続けられています。

❷ 食生活アドバイザー®とは

　食生活アドバイザー®とは、1で紹介した「食」や「食生活」の諸問題に鑑み、単に「食」に関連したことばかりでなく、自己責任時代における「生き方」「考え方」「生活そのもの」を、それぞれの立場に合った視点でアドバイスできる人材、つまり、「食生活」を正しく総合的に把握し、「食生活」について本当に必要な情報を提供し、人々が健康を維持増進させる助言や提案ができる人材として、FLA（Food & Lifestyle Adviser）ネットワーク®協会によって認定される資格です。

　食生活アドバイザー®は、いわば「健康を維持増進させるためのサポート役」なのです。

❸ 食生活アドバイザー®に求められる役割と使命

　健康には、「カラダの健康」と「ココロの健康」という2つの側面があります。「ココロ」と「カラダ」の双方の健康が揃わなければ、真の「健康」とはいえません。こうした「真の健康」を維持増進させるため、食生活アドバイザー®には、①人生を健やかに過ごすための正確な知識を提供すること、②先人から受け継がれてきた伝統食・行事食に生活の知恵や創意工夫を加え、明日の食文化を創り出すこと、③氾濫する情報に左右されず、的確な情報を検証・選別し、わかりやすい形で消費者・生産者に提供すること、④自ら問題を発見し、考え、行動できるようになることが求められます。

　このため、食生活アドバイザー®は、食事や栄養素に関する知識だけではなく、世の中のしくみを知り、広い視野に立って考え、生活者1人ひとりの食に関するさまざまな問題を、ともに考え、的確なアドバイスをしていくという、ミールソリューション（食事の問題解決策を提案する手法）ができなければなりません。

　なお、3級は「よりよい食生活の実践知識」を習得した生活者・消費者としての役割を担うことを目指すのに対し、2級では、さらに踏み込んで「食と生活を提案する実務知識」を習得し、企業人として消費者とのパイプ役、具体的には、食を提供する飲食店やメーカー、販売店などが食を通していかに健康で楽しい生活を消費者に提供できるかを考え、実践していくという役割を担うことが求められるのです。そこには、法律やルールをいかに守り、生産物や商品といった提供物に対する責任の問題や、厳しい目をもつ消費者に、提供物をいかに受け入れてもらうかという課題に対処していくということも含まれます。

❹ 食生活アドバイザー®に必要な条件と知識

　まず第一に、食生活アドバイザー®自身がココロもカラダも健康であることが何より大切です。そして、前向きに生きる努力をしていることが重要です。そのためには、次の3つを意識して行動しなくてはなりません。

> ①好奇心をもつ…情報収集のため、常にアンテナを張っている。
> ②意欲をもつ…普段から努力を積み重ねている。
> ③思いやりをもつ…常に相手の気持ちや立場に立っている。

　そして、3級は生活者・消費者として生きるための「よりよい食生活の実践知識」を、2級では企業人として消費者とのパイプ役になるための「食と生活を提案する実務知識」を身につける必要があります。特に2級では、情報量の幅が広がるだけでなく、より正確な知識の定着が問われます。ニュースなどで話題となった用語も出題されますので、普段から、テレビのニュースや新聞の記事などにしっかりと目を通し、単に用語を覚えるだけではなく、それが私たちの生活にどのような影響を及ぼすのかといったことも考えることが必要です。また、普段の生活のなかで「商品の表示には何が書いてあり、それぞれどのような意味をもっているのか」「スーパーマーケットの商品陳列はなぜこうなっているのか」「商品はどのようにして産地から店頭まで運ばれているのか」「商品の衛生管理はどのようにされているのか」といったさまざまな視点をもつことも重要です。

⑤ 真の食生活アドバイザー®になるために

　食生活アドバイザー® は、食に関する内容を幅広く学習し、さまざまな問題に対応することが求められます。本書は試験を間近に控えた方を対象に、最低限押さえておきたいエッセンスをまとめた内容となっていますが、検定試験に合格したら、学習はそこで終わりということではありません。その時々で食や食生活をとりまく状況は変わり、解決すべき問題も変わります。あくまで試験は「食生活アドバイザー® としてのスタートを切る」ためのものです。常にさらなる上のレベルを目指し、知識や創造力、実践力を養っていってください。

　流通技術・食品加工技術の革新、サービス形態の変化は、私たちの食生活によい影響を与えるばかりではありません。バランスの悪い食事による肥満といった健康の問題、食の安全の問題、地球環境の問題など、多くの問題や課題ももたらします。

　人生を健やかに過ごすために食生活の改善は急務であり、そのための大きな役割を担っているのが食生活アドバイザー® です。受験勉強だけでは得られない創造力や実行力を身につけて、真の食生活アドバイザー® を目指してください。

⑥ FLAネットワーク®協会とは

　FLA（Food & Lifestyle Adviser）ネットワーク® 協会は、「自分のライフスタイルを自ら考え、自ら創造し、そして実践できる人材を育てる」ことを目的に設立され、「ミールソリューションができる人材＝食生活アドバイザー® 」を育成し、社会に貢献していくことを活動の目標とし、食生活アドバイザー® 検定をはじめ、「食」と「生活」にかかわるさまざまな事業を展開しています。

❼ 食生活アドバイザー®検定試験の概要

(1) 受験資格

食生活に興味のある人はだれでも受験できます。年齢、学歴、性別などによる受験制限はありません。

(2) 出題内容

出題範囲は6つの科目に分かれています。出題される内容は、次のとおりです。

▶科目ごとの出題範囲（3級・2級共通）

科目	範囲
栄養と健康 （ウエルネス上手になろう）	栄養、ダイエット、病気予防、運動、休養など
食文化と食習慣 （もてなし上手になろう）	行事食、旬、調理、献立、マナー、食の言葉など
食品学 （買い物上手になろう）	生鮮食品、加工食品、食品表示、有機食品など
衛生管理 （段取り上手になろう）	食中毒、衛生管理、予防、食品化学、安全性など
食マーケット （生き方上手になろう）	流通、外食、メニューメイキング、食品販売など
社会生活 （やりくり上手になろう）	消費経済、関連法規、生活環境、消費者問題など

(3) 試験日程

年に2回実施されます。実施日は、次のとおりです。

▶試験の実施日（3級・2級共通）

実施月	6月	11月
実施日	毎年、第4日曜日	毎年、第4日曜日

(4) 出題形式・試験時間・合格ライン

2級は、マークシート形式の選択問題が42問と、記述形式の筆記問題が13問出題されます。

▶2級の出題形式と試験時間・合格ライン

出題形式〈理論問題〉	・選択問題（六肢択一）でマークシート形式（42問） ・記述問題（13問）
試験時間	90分
合格ライン	合計点数の60％以上を正解することで合格
配点	選択問題1問2点、記述問題1問3点
合格点	74点（満点123点）

　一方、3級は、マークシート形式の選択問題が50問出題されます。

▶3級の出題形式と試験時間・合格ライン

出題形式〈理論問題〉	選択問題（五肢択一）でマークシート形式（50問）
試験時間	90分
合格ライン	合計点数の60％以上を正解することで合格
配点	1問2点
合格点	60点（満点100点）

(5) 受験料

　3級・2級の同時受験ができます。受験料は次のとおりです。

▶受験料

3級	2級	併願
5,500円（税込み）	8,000円（税込み）	13,500円（税込み）

(6) 受験会場

　受験会場（※）は、受験者が選択できます。一般の受験の場合、「札幌、仙台、さいたま、千葉、東京、横浜、新潟、金沢、静岡、名古屋、大阪、神戸、広島、福岡」で受験できます。

（※）追加・変更になる場合がありますので、詳しくは、受験案内で確認してください。

　また、食生活アドバイザー®検定事務局が認定した学校、大学、企業、その他機関での団体受験も受け付けていますので、希望する場合は、検定事務局まで問い合わせてください。

(7) 合格証

合格者には、合格通知時にカードタイプの合格証が発行されます。

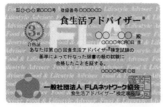

（3級：ピンク）

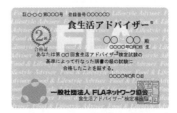

（2級：グリーン）

(8) 受験願書請求先・受験申し込み先・問い合わせ先

受験願書の請求には期限などが設定されています。

詳しくは、下記の食生活アドバイザー® 検定事務局に問い合わせてください。

ホームページでも確認できます。

一般社団法人 FLA ネットワーク® 協会
食生活アドバイザー® 検定事務局
〒160-0023　東京都新宿区西新宿 7-15-10　大山ビル 2F
`フリーダイヤル` 0120-86-3593（月～金曜日　10～16時）
`ホームページ` https://flanet.jp

第 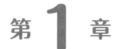 章

栄養と健康に関する知識

～ウエルネス上手になろう～

栄養と栄養素

(1) 栄養と栄養素の違い

　よく耳にする「この食品には栄養がある」という表現は、厳密には、正しいものではありません。食品にあるのは、たんぱく質やビタミンなどの「栄養素」です。栄養とは状態（カラダでの働き）を表し、栄養素とは物質を表します。ですから、「この食品には栄養素がある」が正しい表現となります。

- 栄養（状態）…生命を維持していくために必要な食物を体内に取り入れて消化吸収し、骨や筋肉や血をつくり発育させるといった状態のこと
- 栄養素（物質）…栄養に必要なたんぱく質、脂質、炭水化物、ビタミン、ミネラル（5大栄養素）であり、栄養という状態を維持するために、体外から摂取する物質のこと

　なお、「栄養素の豊富な食品はカラダによい」ととらえられがちですが、栄養価や栄養素の摂りすぎは、生活習慣病などの疾病を引き起こすリスクもあるということに注意をしなければなりません。また、栄養素ばかりに着目すると、旬を楽しんだり、おいしく食べるといった、食品が本来もつ食材としての側面を見失うことになってしまいます。

(2) 消化と吸収

　「消化」とは、摂取した食物の成分を吸収できるように、消化器官（口腔〜大腸までの、消化に関する器官と消化液を分泌する消化腺）で最小単位に分解していくことをいい、「吸収」とは、消化された栄養素が消化管の壁から血液中に取り込まれるまでの過程をいいます。

2級　食物に含まれる栄養素は、次の3つの消化作用を経て、体内に吸収されます。

> ・**機械的消化**…口腔の中で、食物を咀嚼して細かく噛み砕いたり、嚥下して（飲み込んで）食道へ送り込んだり、消化器官の蠕動運動（食物が口から食道、胃へと送られる際に、それぞれの器官が収縮して内容物を移動させていくこと）で混和・攪拌・運搬すること
> ・**化学的消化**…消化液中の酵素（消化酵素）により、食物を吸収しやすい物質に分解すること
> ・**生物学的消化**…腸内細菌により、食物を発酵分解すること

具体的には、食物は次の①～⑦の順番に体内を流れ、消化・吸収されます。

> ①**口腔**…消化の第一歩となる咀嚼（噛み砕くこと）が行われ、唾液に含まれる消化酵素（アミラーゼ）により分解される。
> ②**咽喉**…咀嚼した食物を口腔から食道へ送り込む嚥下運動が行われる。
> ③**食道**…嚥下運動や蠕動運動により胃まで食物がスムーズに送られる。
> ④**胃**…食物を胃液（ペプシン（たんぱく質を分解する酵素））と混ぜ合わせ、かゆ状になるまで消化することで、栄養素が一部吸収される（アルコールなど）。
> ⑤**十二指腸**…腸管から消化液が分泌され、胆汁（脂質の消化吸収を助ける）、膵液（トリプシン（たんぱく質の消化酵素の役割を果たす））、腸液と混ぜ合わされる。
> ⑥**小腸**…胆汁、膵液、腸液とさらに混ぜ合わされ、栄養素の大部分と水分の80%が吸収される。
> ⑦**大腸**…残りの約20%の水分のほとんどが吸収され、残った老廃物は、便となって排泄される。

2級 特に十二指腸ではさまざまな消化酵素が分泌され、たんぱく質はアミノ酸に、糖質はブドウ糖に、脂質は脂肪酸やグリセリンなどに分解され、吸収が始まります。

アミノ酸やブドウ糖は血管に入って肝臓へ、脂肪酸やグリセリンはリ

ンパ管から静脈を通って全身へと送られます。たんぱく質、脂質、炭水化物などの栄養素は、大部分が小腸で吸収されます。

　一般的に、口に入った食物は、24〜72時間（1〜3日）かけて消化・吸収・排泄が行われます。なお、食後72時間を超えても排泄されない場合を便秘といいます。

（3）鉄とカルシウムの吸収率

　栄養素を多く含む食物をたくさん食べても、それが栄養になるとはかぎりません。カラダに吸収され活用される率は、食物や食べる人の年齢、ココロとカラダの健康状態によってさまざまですが、意外に低いものです。
　例として現代人に不足しがちな鉄とカルシウムの吸収率（参考値）を次に挙げますが、その種類によって吸収率は異なります。

【鉄】
- ヘム鉄…肉、レバー（内臓）、魚などの動物性食品に多く、吸収率は約15〜25%
- 非ヘム鉄…野菜、穀類などの植物性食品に多く、吸収率は約2〜5%

【カルシウム】
- 乳製品…吸収は約40〜50%　　　・小魚…吸収率は約30%
- 青菜類…吸収率は約18%

3級 （4）理想的な食事・問題のある食事

　　食欲がわくようないろどり鮮やかな料理が、趣きのある食器に盛り付けられ、家族や気の合った仲間と一緒に会話を楽しみながらする食事は、消化吸収によく、食物（栄養素）が栄養になる率も向上します。このように、「ココロの栄養＋カラダの栄養」が実現できる食事が理想です。一方で、問題となる食事の例として、次のようなものが挙げられます。

①**個食**…家族が一緒の食卓を囲んでいても、特別な事情もなくそれぞれが別々の料理を食べることや、家族が個別に食事をすること。また、食物アレルギーなどの事情により、別々の料理を食べざるを得ない場合もある。

②**孤食**…自ら1人で食べる食事を望み、家族が在宅していても、一緒に食事をしない場合や、単身者世帯（特に高齢者）の増加にともなう「一緒に食事をする人がいない」＝「望んでいないのに1人で食事を摂らざるを得ない」といった孤独な食事のこと

③**欠食**…食事を抜くこと

③については、特に朝食の欠食が問題です。脳にエネルギーを補給し、睡眠中に下がった体温を上昇させ、神経や内臓も機能を始め、元気な1日をスタートさせるためにも、朝食は欠かすことはできません。

(5) 食生活指針

食生活指針とは、国民の健康を保持・増進し、適正な成長・発育、そして生活習慣病予防のために、厚生労働省、農林水産省、文部科学省が連携し策定した次の10項目です。

（1）食事を楽しみましょう。

（2）1日の食事のリズムから、健やかな生活リズムを。

（3）適度な運動とバランスのよい食事で、適正体重の維持を。

（4）主食、主菜、副菜を基本に、食事のバランスを。

（5）ご飯などの穀類をしっかりと。

（6）野菜・果物、牛乳・乳製品、豆類、魚なども組み合わせて。

（7）食塩は控えめに、脂肪は質と量を考えて。

（8）日本の食文化や地域の産物を活かし、郷土の味の継承を。

（9）食料資源を大切に、無駄や廃棄の少ない食生活を。

（10）「食」に関する理解を深め、食生活を見直してみましょう。

2 ▶ 栄養学と食生活学

(1) 栄養学と食生活学の違い

　「栄養学」とは、食品に含まれる栄養素（たんぱく質、脂質、炭水化物、ビタミン、ミネラルといった物質）そのものの働きや、カラダの健康と栄養素がどのように関係しているかを客観的に研究する学問です。一方で、「食生活学」とは、いつ寝ているか、いつ起きているか、ストレスはあるか、どんな食事を摂っているかなど、生活そのものが中心となる、文字どおり食生活について研究する学問で、健康的に活動する状態について考えていきます。

　一般に「食生活」というと、食事の栄養素診断や栄養バランスに重点がおかれ、栄養学の視点から語られがちですが、食生活はライフスタイルの一環ですから、栄養学だけで食生活のすべてを語ることはできません。

(2) 食生活から健康を考える

　世界保健機関（WHO）の憲章によれば、本当の意味での健康とは、肉体的（病気や虚弱ではない状態）・精神的（精神的にバランスがとれて安定した状態）・社会的（家族・地域社会・職場などの人間関係が豊かである状態）の3つがともに良好な状態とされています。

　健康は生活全体にかかわるものであり、食事だけでは語れません。このため、「食生活」としてとらえ、さらにココロとカラダ双方の健康について考えることが重要です。

3 栄養素の種類と役割

（1）栄養の種類と役割

　人のカラダに必要な栄養素は、たんぱく質・脂質・炭水化物・ビタミン・ミネラルの大きく5つに分類され、**5大栄養素**と呼ばれています（このうち、たんぱく質・脂質・炭水化物を「**3大栄養素**」といいます）。これらの働きは次のとおりです。

- **熱やエネルギー**（単位として、栄養学では **cal ／ kcal**、国連食糧農業機関（**FAO**）や世界保健機関（**WHO**）では Joule を推奨）**になる**
- **カラダの構成成分**（血液、骨格、皮膚、毛髪、爪、筋肉、ホルモンなど）**になる**
- **カラダの調子を整える**（生命を維持したり、病気を予防するなど、カラダのさまざまな機能を正常に保ち、調整する）

▶ 5大栄養素の種類と主な働き

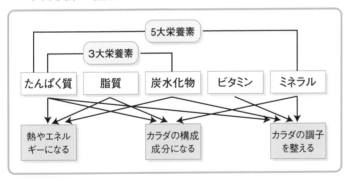

（2）水の役割と必要量

　水は、栄養素には含まれませんが、人間が生きていくうえで欠かせない物質です。成人では**体重の約60%**を占め、水のままだけではなく、血液や細胞の中にさまざまな物質を溶かした状態でも存在し、次のような役割を果た

しています。

- 体液として、栄養素やホルモンを輸送する。
- 細胞の適度な柔らかさを保つ。
- 体内の老廃物を溶かして、尿として排泄する。
- 体液のpH（酸性・中性・アルカリ性を示す単位）を調整する。
- **体温の調整**をする。

2級 　体内の水分バランスは、1日当たり約2,300mℓ（飲料水や食物中の水分から約2,000mℓ、呼吸の際の代謝による代謝水として約300mℓ）を摂取し、同量（尿や便の排泄により約1,300mℓ、皮膚や呼吸で気がつかないうちに起きる不感蒸泄により約1,000mℓ）を排出することで保たれています。運動などによって大量に発汗したときには、失った水分を十分に補給する必要があります。

▶カラダと水の関係

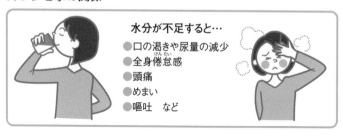

水分が不足すると…
- 口の渇きや尿量の減少
- 全身倦怠感
- 頭痛
- めまい
- 嘔吐　など

4 たんぱく質の役割と機能

(1) たんぱく質の特徴と役割

　たんぱく質（プロテイン）は、カラダを構成している細胞の主成分です。筋肉、骨格、血液、毛髪、皮膚、爪、ホルモンなどをつくるだけでなく、熱やエネルギーとなったり、カラダの調子を整える作用があります。

　たんぱく質が不足すると、血液の成分である赤血球中のヘモグロビンが不足することで貧血を引き起こしたり、病気にかかりやすくなるほか、成長期では、十分な成長ができなくなる可能性もあります。

　たんぱく質は、炭素、水素、酸素のほかに窒素を平均約16％含み、1g当たり4kcalのエネルギーを生み出します。

2級　たんぱく質はその成分によって、次の3種類に分類されます。

- 単純たんぱく質…アミノ酸だけで構成されているたんぱく質（アルブミン、グロブリン、グルテリン、プロラミンなど）
- 複合たんぱく質…単純たんぱく質に、糖質、脂質、金属などが結合したもの（リンたんぱく質、糖たんぱく質、核たんぱく質、リポたんぱく質、色素たんぱく質など）
- 誘導たんぱく質…単純たんぱく質や複合たんぱく質が、物理的要因（加熱、凍結、攪拌、希釈、乾燥など）や化学的要因（酸、酸素、アルコール、塩素など）によって変化したもの（ゼラチンは、単純たんぱく質であるコラーゲンを熱水で抽出し変性させた誘導たんぱく質）

(2) アミノ酸の種類

　たんぱく質は、アミノ酸が結合してできているもので、分解（**加水分解**）するとアミノ酸になります。鎖状に長くつながった構造（ポリペプチド）

で、20種類のアミノ酸の組合せにより、人に必要な約10万種類のたんぱく質がつくられています。

　アミノ酸のうち、体内では合成できず、食物から摂らなければならない9種類（成人は8種類）を必須アミノ酸といいます。残りの11種類は、必要に応じて体内で合成されます。

- 動物性たんぱく質を多く含む食品…肉類、魚類、卵、牛乳・乳製品
- 植物性たんぱく質を多く含む食品…豆類や大豆の加工品（豆腐や納豆など）

2級　　たんぱく質の栄養価の比較は、アミノ酸価によって行われます。アミノ酸価は、植物性たんぱく質よりも動物性たんぱく質のほうが高く、また、食べ合わせによっても、アミノ酸の体内利用効率が変わります。

▶9種類の必須アミノ酸

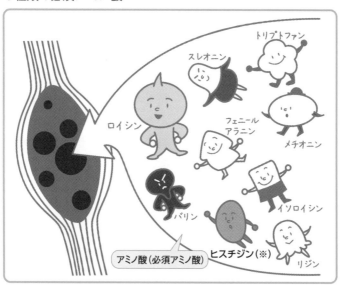

（※）ヒスチジン…成人になると、必要に応じて体内で合成されるようになる。

5 脂質の役割と機能

(1) 脂質の特徴と役割

2級 脂質（脂肪（中性脂肪（トリグリセリド）。体内で脂肪酸とグリセリンに分解される））は、水に溶けずにエーテルやクロロホルムなどの有機溶媒に溶ける有機化合物で、体内で燃えにくいという性質があります。食物として摂取する脂質の大部分は油脂であり、一般的に、常温で液体のものを「油」、常温で固体のものを「脂」といいます。

脂質は、炭素（C）、水素（H）、酸素（O）によって構成され、脂肪酸とグリセリンが結合してできている物質です。脂質は、構造の特徴から次の3種類に分けられます。

- **単純脂質**…脂肪酸とアルコールのエステル（水とは混ざらず有機媒体と混ざる）（油脂、ロウなど）
- **複合脂質**…単純脂質の一部にリン酸、糖などを含む（リン脂質、糖脂質など）。
- **誘導脂質**…単純脂質、複合脂質の加水分解によって生じる（脂肪酸、ステロイド、脂肪性ビタミンなど）。

脂質は、バター、ラードといった動物性の油脂類（動物性脂肪）、大豆油、菜種油、サフラワー油（紅花油）、オリーブ油といった植物性の油脂類（植物性脂肪）に多く含まれています。このほか、穀類、豆類、牛乳、卵にも含まれています。

必要なエネルギーの供給源となり、1g当たり9kcalのエネルギーを生み出します。脂質はカラダの中で細胞膜などの構成成分や血液成分となり、ホルモンなどをつくるのには欠かせない成分であり、不足するとカラダの調子が悪くなる可能性があります。とはいえ、近年、脂質の摂りすぎによる肥満や脂質異常症、動脈硬化などの生活習慣病とその予備軍が増加していますので、摂りすぎないこと、そして摂取する脂質の質を考える必要があります。

2級 (2) 脂肪酸の種類

　脂質の主要成分は脂肪酸です。脂から分解される脂肪酸を飽和脂肪酸といい、**動物性脂肪**を多く含み、分子内に二重結合をもちません。一方、**油**から分解され、**植物性脂肪**を多く含み、分子内に二重結合をもつ脂肪酸を不飽和脂肪酸といい、次のような働きがあるといわれています。

- **飽和脂肪酸**…コレステロールを増加させる。
- **不飽和脂肪酸**…**オレイン酸**：LDLコレステロールを減らす。
  エイコサペンタエン酸（EPA）：血液の流れをよくし、動脈硬化の予防に効果がある。
  ドコサヘキサエン酸（DHA）：認知症の予防に効果がある。

　なお、体内では合成されず、食物から摂取しなければならない脂肪酸を必須脂肪酸といい、リノール酸、リノレン酸、アラキドン酸が該当します。これらは植物の油に多く含まれ、プロスタグランジンなどの材料となり、血中コレステロール濃度を低下させる効果があります。

(3) コレステロールの特徴と役割

　コレステロールは誘導脂質の１つであり、動物性脂肪です。細胞膜や性ホルモン、副腎皮質ホルモン、脂肪の消化に必要な胆汁酸、カルシウムの吸収率を上げるためのビタミンDの材料となり、生命を維持するためになくてはならないものです。

　体内のコレステロールの約70％は肝臓で合成され、残りの約30％は食品から摂取されています。コレステロールを多く含む食品には、牛肉や豚肉のレバー、ウナギ、イクラ、スジコ、タラコ、卵黄などがあります。コレステロールは、大きく次の２つに分かれます。

- LDLコレステロール（悪玉コレステロール）…肝臓から送り出さ

れ、血管の内壁に付着し、動脈硬化を引き起こす原因となる。

- HDLコレステロール（善玉コレステロール）…体内で不要になったコレステロールや、血管の内壁に付着した悪玉コレステロールを除去し、肝臓に運ぶ。

コレステロール値は高すぎても、低すぎてもよくありません。コレステロール値が高すぎると、動脈硬化により血液の流れが悪くなり、心筋梗塞などの心疾患、脳卒中といったさまざまな病気を引き起こす原因となります。一方で、コレステロール値が低すぎると、血管がもろくなり、脳出血を引き起こしやすくなります。

（4）トランス脂肪酸の過剰摂取

トランス脂肪酸は、食品の食感や風味を出したり、保存性を高めるため、植物油に水素を添加する過程で発生します。

トランス脂肪酸が多く含まれている可能性が高い食品として代表的なものには、マーガリンやショートニングがあり、これらを材料とするクッキーやドーナツ、ピザ、フライドポテトなどにもトランス脂肪酸が多く含まれています。

トランス脂肪酸は、大量に摂取することによって、心臓病を引き起こすリスクが高まります。心臓病が死因の第1位となっているアメリカでは、トランス脂肪酸を含んだ調理油の使用を禁止する条例が施行されており、日本でも過剰摂取の傾向が消費者庁の「トランス脂肪酸の情報開示に関する指針について」で指摘されています。

6 炭水化物の役割と機能

（1）炭水化物の特徴

　炭水化物は、炭素（C）、水素（H）、酸素（O）で構成され、消化・吸収後にエネルギー源となる糖質と、体内で消化されにくい食物繊維に分類されます。

（2）糖質の特徴と役割

　米やパン、麦、ジャガイモ、サツマイモ、トウモロコシ、バナナ、ブドウ、小豆、砂糖など、穀類、芋類、砂糖などの主成分となる糖質は、たんぱく質や脂質に比べて消化吸収が速く、即効性のあるエネルギー源です。摂取後にすぐ使われない糖質は、肝臓などでブドウ糖が多数結合したグリコーゲンや脂肪として蓄えられます。

　糖質は、食物の中にもっとも多く含まれている栄養素であり、１ g 当たり４ kcal のエネルギーを生み出します。

　糖質は日本人が１日に摂取する全エネルギーの約60％弱を占めるともいわれ、重要なエネルギー源ですが、過剰摂取は肥満につながるため、注意が必要です。

2級　糖質の最小の単位は、単糖です。単糖が構成単位となり、２個結合したものを二糖、３～９個結合したものを少糖（オリゴ糖）、10個以上の多数が結合したものを多糖といいます。

▶糖質の種類と特徴

分類	名称（物質名）	特徴
単糖類	ブドウ糖（グルコース）	カラダのエネルギー源となる糖類
	果糖（フルクトース）	もっとも甘い糖類で、果実や蜂蜜の甘味成分
	ガラクトース	母乳や牛乳に含まれる乳糖の成分
二糖類	ショ糖（スクロース）	一般に砂糖といわれる糖類
	麦芽糖（マルトース）	デンプンの分解物
	乳糖（ラクトース）	母乳や牛乳の成分

多糖類	デンプン（アミロース、アミロペクチン）	米、小麦、トウモロコシなどに多く含まれる糖類
	グリコーゲン	筋肉と肝臓に貯蔵されていて、多数のブドウ糖が結合した糖類

（3）食物繊維の特徴と役割

　食物繊維（ダイエタリーファイバー／Dietary Fiber）は、人間の消化液では消化されない難消化性の成分で、かつては不要なものであると考えられていましたが、近年では糖質の吸収を遅らせたり、コレステロールの排出や便通を促進し、発がん性物質の力をやわらげるといった働きがあることがわかり、6番目の栄養素として、生活習慣病などの病気の予防という側面からも重要視されています。

　食物繊維は、大きくは水溶性と不溶性の2つに分けることができます。

- 水溶性食物繊維…水に溶け、食品の水分を抱き込んでゲル（半固形体の状態）化する性質があり、血中コレステロール値を低下させ、糖質の吸収を抑える働きがある。植物の種子、リンゴ・キウイフルーツ（熟した果実）、春菊（葉）、エシャロット（根）に多く含まれる。
- 不溶性食物繊維…水に溶けず、水分を吸収して膨らみ、未消化の食物が体内を通過する時間を短縮し、便秘の予防や改善の働きがある。タケノコ、ブロッコリー、野菜類、豆類・キノコ類に多く含まれる。

　なお、食物繊維を多量に摂取することで下痢を引き起こし、下痢によって水分とともに体内のミネラルも排出され、ミネラルの欠乏症を招くこともあります。

7 ビタミンの役割と機能

(1) ビタミンの種類

　ビタミン（一般的な単位はmg／μg）は、有機化合物です。熱やエネルギー、カラダの構成成分になる栄養素ではありませんが、微量栄養素と呼ばれ、微量な摂取量で生理機能を調節し、吸収された他の栄養素の働きを高める潤滑油のような役割を担う重要な栄養素です。また、不足すると、特有の欠乏症を引き起こします。

　これらは体内では合成ができなかったり、合成されたとしても必要量を満たさないため、食物から補給しなければなりません。

　現在、発見されているビタミンは13種類で、脂溶性ビタミンは4種類、水溶性ビタミンは9種類です。近年は、さまざまなビタミン剤が市販されていますが、脂溶性ビタミンは摂りすぎると体内に蓄積され、過剰症になることがあるため注意が必要です。一方、水溶性ビタミンは余剰分は尿として体外へ排泄されるため、過剰摂取の心配はありません。

▶ ビタミンの種類と特性

<table>
<tr><th colspan="2">種類</th><th>特性</th><th>多く含む食品</th><th>主な欠乏症</th></tr>
<tr><td rowspan="4">脂溶性ビタミン</td><td>ビタミンA^(※)</td><td>成長を促進する、皮膚・粘膜・視力・目の角膜を正常に保つ。</td><td>レバー、ウナギ、緑黄色野菜、バター、卵など</td><td>夜盲症、角膜乾燥症、発育不全</td></tr>
<tr><td>ビタミンD</td><td>カルシウム・リンとともに骨や歯をつくる、筋力を維持する。</td><td>サケ、カレイ、キクラゲ、干しシイタケなど</td><td>くる病、歯や骨の発育不全、骨粗鬆症</td></tr>
<tr><td>ビタミンE</td><td>発がんを抑制する、老化を遅らせる、血管を強化する。</td><td>アーモンド、コーン油、胚芽など</td><td>溶血性貧血、不妊</td></tr>
<tr><td>ビタミンK</td><td>血液の凝固因子の生成を助ける（血液凝固）。</td><td>納豆、ヒジキ、緑黄色野菜など</td><td>頭蓋内出血、血が止まりにくくなる。</td></tr>
<tr><td rowspan="2">水溶性ビタミン</td><td>ビタミンB₁</td><td>成長を促進する、心臓の機能を正常に保つ、食欲を増進する。</td><td>豚肉、ウナギ、豆類など</td><td>脚気、食欲不振、神経障害</td></tr>
<tr><td>ビタミンB₂</td><td>成長を促進する、粘膜を保護する、動脈硬化を予防する。</td><td>ウナギ、レバー、アーモンド、卵など</td><td>口角炎、口唇炎、口内炎、皮膚炎、成長障害</td></tr>
</table>

水溶性ビタミン	ビタミンB6	アミノ酸の代謝を促進する、皮膚の健康を保つ。	マグロ、サンマ、サケ、バナナなど	皮膚炎、口内炎、手足のしびれ、成長障害、貧血
	ビタミンB12	成長を促進する、貧血を予防する、赤血球の生成を助ける。	アサリ、レバー、カキ、サンマ、タラコなど	悪性貧血
	ナイアシン	血行をよくする、脳神経の働きを助ける。	酵母、魚、レバーなど	皮膚炎（ザラザラした皮膚になる）
	パントテン酸	善玉コレステロールを増やす、免疫力を強化する、糖質や脂質を分解する。	レバー、納豆、落花生など	血圧低下、副腎機能低下、成長障害
	葉酸	貧血を予防する、皮膚の健康を保つ、病気に対する抵抗力をつける、造血の働きがある。	レバー、肉類、大豆、サツマイモ、卵など	大赤血球性貧血
	ビオチン	白髪や抜け毛を防ぐ、皮膚の健康を保つ。	レバー、イワシ、卵、クルミなど	皮膚炎、食欲不振
	ビタミンC	コラーゲンを生成する、血中コレステロール値を下げる、肌に潤いや張りを与える。水に溶けやすく、熱に弱い。	柑橘類、緑黄色野菜、サツマイモなど	壊血症、疲労感・脱力感、出血、色素沈着

2級 （※）ビタミンAには、食品中においてビタミンAの形をした動物性食品の「レチノール」と、体内に入ってからビタミンAに変化する植物性食品の「β-カロテン」の2種類があります。

(2) 脂溶性ビタミン

ビタミンA…動物性食品にだけ存在し、植物性食品にはβ-カロテンとして含まれており、体内で、ビタミンAに変わって働きます。皮膚や粘膜を正常に保つ働きがあり、「美容ビタミン」とも呼ばれています。

摂りすぎると、吐き気や頭痛、発疹などをもたらしますが、β-カロテンは、必要なだけビタミンAとなるので、多く摂っても過剰症は起きません。

ビタミンAのもう1つの特徴として、油と一緒に摂取すると吸収率が上昇します。

ビタミンAが不足すると「トリ目（夜盲症）になる」と昔からいわれています。不足によって、疲れ目や視力低下など目のトラブルを引き起こしてしまいます。

ビタミンD…小腸からのカルシウムやリンの吸収を促進し、健康な骨や歯を
つくるのに不可欠なビタミンです。

　ビタミンDは、紫外線により、体内で生成されるので、日光浴も効果的
ですが、食べ物からのほうが摂取しやすいのです。

　ビタミンDが不足すると乳幼児は足の骨が曲がったり、頭蓋骨が変形す
る「くる病」を引き起こします。大人の場合は、骨軟化症や骨粗しょう症
になることもあります。

ビタミンE…酸化を防ぐ抗酸化作用と、生体膜の安定化作用があり、「若返
りビタミン」とも呼ばれています。

　ビタミンEの作用がもっとも強いのは、α-トコフェロールです。ホル
モンの分泌にかかわり、更年期障害や、不妊症に効果があり、また、血液
の流れをよくし、冷え性や肩凝りを解消します。

　ビタミンEの抗酸化作用は、ビタミンCにより高められるので、ビタミ
ンEとビタミンCを一緒に摂るよう心がけましょう。

　ビタミンEが不足すると体内の細胞膜が弱くなり、膜そのものが壊れる
ことがあります。特に赤血球の膜はデリケートで、壊れやすい細胞膜で
す。赤血球の膜が壊れてしまうと体内に新鮮な酸素が十分供給されず貧血
になってしまいます。

ビタミンK…骨や、血液凝固に不可欠なビタミンです。骨粗しょう症などを
予防するのに、ビタミンKはとても有効で、特に納豆に含まれている、ビ
タミンK_2が注目されています。積極的に摂取したいものです。

　ビタミンKが不足すると血液が固まりにくくなり、出血しやすくなりま
す。ビタミンKは、カルシウムが骨から出ていくのを抑制する役割をもっ
ているので、不足するとカルシウムの流出が増え、骨がもろくなってしま
います（骨粗しょう症）。

（3）水溶性ビタミン

ビタミンB群…水溶性ビタミンの中で、「B_1、B_2、B_6、B_{12}、ナイアシン、パ

ントテン酸、ビオチン、葉酸」は、働きがよく似ているので、まとめて「ビタミンB群」と呼ばれています。

　その働きは、体内の酵素と反応するときに、補酵素（体内で酵素の働きを助ける役割をするもの）としての役割を担っているものばかりです。

　ビタミンB群は、エネルギーの発生に関係の深いものが多く、それぞれが協力し合い、体内の栄養素の代謝を円滑にしてくれます。

　ビタミンB群が不足するとさまざまな代謝がうまく進まず、カラダが正常に機能しなくなってしまいます。

ビタミンB₁…エネルギー代謝（エネルギーの獲得や変化などにともなうエネルギーの流れ）を高めることから、「疲労回復ビタミン」とも呼ばれています。

　糖質がエネルギーに変わるときの補酵素として働いているので、糖質を摂取する場合は、ビタミンB₁を合わせて摂る必要があります。

　ビタミンB₁が不足すると糖質のエネルギー代謝が悪くなるため、食欲がなくなる、疲れやすい、だるい、などの倦怠感が起こり、ひどくなると脚気を引き起こします。また、糖質が脳や神経のエネルギー源でもあるため、B₁が不足すると、集中力がなくなったりイライラしたりします。

ビタミンB₂…細胞の再生や成長を促進する働きをもち、正常な発育に不可欠なビタミンで、「発育ビタミン」とも呼ばれています。特に、脂質の代謝を促進するので、脂質を摂取するときは、ビタミンB₂を一緒に摂る必要があります。

　ビタミンB₂が不足するとビタミンB₂には粘膜を保護する働きがあるため、口内炎、口角炎、口唇炎などを起こしたり、発育障害などを起こすこともあります。

ビタミンC…アスコルビン酸とも呼ばれます。ビタミンCは、体内でつくることができないため、食べ物から摂取しなければなりません。

　コラーゲンというたんぱく質をつくるために必要なのも、ビタミンCです。

鉄の吸収を高める作用があり、風邪予防や発がん性物質などの生成を抑える働きがあります。

　ビタミンCは、水に溶けやすく、熱に弱いので、できるだけ新鮮なうちに、早く調理するよう心がけましょう。

　ビタミンCが不足すると傷口が治りにくくなったり、歯茎から出血したりします。欠乏症として、壊血病が知られています。

　水溶性の**ビタミン様物質**[※]には「ルチン・ヘスペリジン・エリオシトリン」の3種があります。**フラボノイド化合物**と呼ばれることもあり、ルチンがもっとも強力です。

　また、毛細血管に関係するビタミン様物質であるため、毛細血管を強化し、高血圧・動脈硬化・鼻血などを防止する働きがあります。

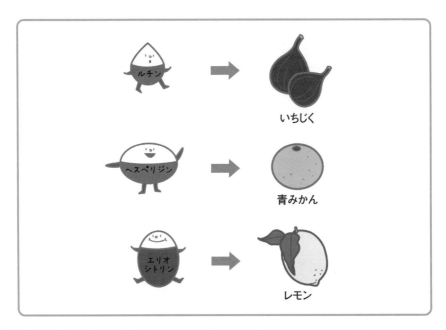

ルチン → いちじく

ヘスペリジン → 青みかん

エリオシトリン → レモン

（※）**ビタミン様物質**…ビタミンに似た生理作用をもつ化合物で、微量で体内の代謝に重要な役割を担います。

8 ミネラルの役割と機能

　人間のカラダは、体重の約95%を水素（H）、酸素（O）、炭素（C）、窒素（N）という主要元素で構成されていますが、これらを除いた約5%の成分（無機質）をミネラルといいます。

　ミネラルは約40種類あり、なかでも、カルシウム、リン、イオウ、カリウム、ナトリウム、マグネシウム、塩素の7種類を主要無機質、鉄、亜鉛、マンガン、ヨウ素など存在量が少ないものは微量無機質に分類されます。

　ミネラルは体内では合成できないため、食物から直接摂取しなければなりません。ミネラルは多くの食物に含まれますが、食品の精製や加工によって増減が生じやすい成分です。加工食品に頼りがちな人はミネラルのバランスを崩しやすく、またミネラルは不足すれば欠乏症に、摂りすぎは過剰症になるおそれがありますので、過不足なく摂取するよう注意しなければなりません。

　日本人に不足しやすいミネラルは、カルシウムと鉄です。特に鉄は、月経や妊娠などの理由から男性より女性のほうが摂取基準が高くなっています。

　ミネラルにはビタミンと同様に「カラダの調子を整える」働きがありますが、無機質である点とカラダの構成成分になる点において、ビタミンとは異なります。

▶主なミネラルの種類と特性

種類（元素記号）	特性	多く含む食品	主な欠乏症
カルシウム（Ca）	骨や歯を形成する、精神を安定させる、血液を凝固させて出血を防ぐ。	小魚、牛乳・乳製品、海藻など	神経過敏、イライラ、不整脈、骨粗鬆症、筋肉の痙攣・つり
リン（P）	骨や歯を形成する、エネルギーを蓄える、細胞膜を形成する。	ワカサギ、乳製品、煮干し、加工食品など	歯槽膿漏、骨が弱くなる、筋肉の動きが悪くなる。
イオウ（S）	皮膚・爪・髪を形成する、たんぱく質（アミノ酸）の構成要素となる（カラダの組織を構成する）。	チーズ、卵など	皮膚炎、爪がもろくなる。

カリウム (K)	血圧を正常に保つ、腎臓の老廃物の排泄を促す、筋肉の動きをよくする。	干し柿、インゲン、枝豆、納豆など	血圧の上昇、不整脈・心不全を起こしやすくなる、夏ばてしやすくなる。
ナトリウム (Na)	カリウムとともに細胞の浸透圧を維持する、神経に刺激を伝達する。	食塩、コンソメスープの素など	脱水症状、熱中症、血圧が低下、腎臓が弱くなる。
マグネシウム (Mg)	精神を安定させる、体温や血圧を調整する、心臓の筋肉の動きをよくする。	アーモンド、カシューナッツ、大豆、落花生、納豆など	イライラ、不整脈・心臓発作を起こしやすくなる。
鉄 (Fe)	成長を促進する、疲労を防ぐ、ヘモグロビンの成分となる（たんぱく質・ビタミンCとともに摂取すると、吸収がよくなる）。	レバー、魚介類、ホウレンソウ、小松菜など	貧血、集中力の低下、思考力の低下、肩・首筋が凝る。
亜鉛 (Zn)	味覚・嗅覚を正常に保つ、ビタミンCとともにコラーゲンを合成する、性能力を維持する。	カキ、レバー、ホタテ貝など	情緒不安定、味覚異常[※]、髪が抜けやすくなる。
マンガン (Mn)	骨の形成に必須となる、疲労を回復する。	玄米、大豆、アーモンドなど	疲れやすくなる、平衡感覚が低下する。
ヨウ素（I）	成長を促進する、甲状腺ホルモンをつくる。	昆布、ワカメ、のりなど	甲状腺腫、機敏さがなくなる、疲れやすくなる。

2級 （※）味覚異常は、亜鉛不足によって味細胞が減少することで起こります。

9 肌と髪の食事学

　みなさんの中に便秘や肌アレで悩んでいる人はいませんか。健康的なカラダをつくるためには、栄養素と水分をバランスよく、まんべんなく摂ることが不可欠です。

　ニキビ、肌アレ、髪のトラブルなども、年齢のせいだけでなく、食べ物が関係していることが多いのです。すべすべ素肌と髪のために、積極的に摂りたい食べ物を知っておきましょう。

　なお、髪は皮膚の一部が変化してできたものです。精神面や身体的な健康状態が皮膚に出るのと同様に、髪にも現れます。バランスのとれた食事や規則正しい生活、心身ともにストレスの少ない状態が、髪を健康的に美しく保ってくれます。

(1) バランスよく食べる

　漢方では「内臓の状態が顔に出る」といわれています。肌や髪や爪は、たんぱく質でできているので、たんぱく質が欠かせません。肉や魚、大豆などの良質のたんぱく質を摂りましょう。

　たんぱく質は、たとえば、肉だけとか魚だけなどといったように、それだけを摂りすぎると、かえって内臓に負担をかけて、肌や髪にもよくありません。ブロッコリー、ニンジンなどの野菜も同時に摂ることが大切です。

　スナック菓子や菓子パン、炭酸飲料などによる、偏った食生活は、脂肪と砂糖の摂りすぎや野菜不足によるビタミン、ミネラル不足を招きます。インスタント食品は、やわらかいものばかりで食物繊維も少なく、便秘の原因にもなっています。

(2) ニキビの原因

　ニキビは、もともとホルモン分泌が盛んなうえに、バターや油を使用したもの、食品添加物や砂糖がたくさん入っているものを中心に食べていると、皮膚から出る皮脂がドロッとした脂っこいものとなり、空気に触れて酸化

し、化膿し、ニキビとなります。

　サラッとした皮脂にするには、海藻やゴボウ、レンコン、ニンジンなどの根菜類や、キノコなど食物繊維の多いものを摂ることです。ニキビがひどいときは、甘いジュースやスナック菓子、菓子パン類はしばらくストップするくらいの改善策が必要です。

(3) 肌のトラブル

　年齢を重ねるにつれて、肌アレやシミ、たるみの原因となるさまざまな問題が発生します。肌のハリや弾力性を維持する真皮^(※)のコラーゲン（たんぱく質の一種）や保湿機能のある角質層のセラミドが減少するからです。

　コラーゲンの減少は、表皮の新陳代謝にも悪影響を及ぼします。活性酸素が増加して皮脂が酸化し、過酸化脂質となって皮膚の老化を促進しています。

　コラーゲンの生成と新陳代謝を活発にするには、ビタミンCと鉄分を補給するのが効果的で、コラーゲンそのものを補給するのも早道です。

（※）**真皮**…皮膚の表皮の下の組織のことで、約70%をコラーゲンが占めています。

①トラブルの原因

- **カサつきやシワ**…皮膚をつくるコラーゲンやその他の細胞の減少
- **くすみ**…血流が滞って老廃物が蓄積
- **シミ・そばかす**…メラニン色素の沈着（紫外線）、ビタミンC不足。便秘やストレスなどカラダのトラブルが肌に現れる。ホルモン分泌の異常、新陳代謝の悪化

②不足しているビタミン・ミネラル

- **カサつき**…ビタミンA、ビタミンB群、ビタミンC、ビタミンE、亜鉛、ヨウ素、イオウ
- **シワ・たるみ**…ビタミンA、ビタミンB群、ビタミンC、ビタミンE、亜鉛、ヨウ素

- くすみ・クマ…ビタミンA、ビタミンB群、ビタミンC、ビタミンE、鉄
- シミ・そばかす…ビタミンA、葉酸、ビタミンC、ビタミンE、イオウ

③健康的な肌のために摂りたい食べ物

・アサリ	・イワシ	・エビ	・カレイ	・アセロラ
・キウイフルーツ	・カボチャ	・キクラゲ	・クルミ	
・トマト	・のり	・昆布	・サツマイモ	・卵
・ふかひれ	・レモン	・ヨーグルト	・ブロッコリー	
・鶏の手羽肉	・鶏レバー	・プラム	・バナナ	
・ニンジン	・ホウレンソウ			

（4）活性酸素を抑える

　美肌に欠かせないのがβ-カロテンが豊富な緑黄色野菜です。

　β-カロテンは、体内でビタミンA（レチノール）に変わります。肌にみずみずしさとハリを与えて、肌荒れや小ジワを解消するためのビタミンで、美肌には欠かせない成分です。

　β-カロテンの効果はそれだけでなく、体内に入ると皮膚に集まりやすいことから、シミやシワの原因となる活性酸素を除去する働きがあります。

　肌の最大の悩みともなるシワやシミの多くは、紫外線によって引き起こされます。紫外線は、直接肌の真皮に達し、肌のハリを保つコラーゲンなどを破壊してシワの原因となってしまいます。また、メラニン色素を増やしてシミをつくります。さらに問題なのは、紫外線によって発生する活性酸素により、一層、シワやシミがひどくなることです。

　活性酸素を抑えるには、ビタミンCとビタミンEが有効です。この2つのビタミンを同時に摂ることによって抗酸化力が強まるため、日焼け止め的な役割を果たします。

　また、この2つのビタミンには、メラニン色素（肌の色を黒くする色素）の合成を抑える働きもあります。

β-カロテンに加え、ビタミンＣとビタミンＥのパワーでお肌の改善が期待できます。

▶ビタミンＣ・Ｅの美肌効果

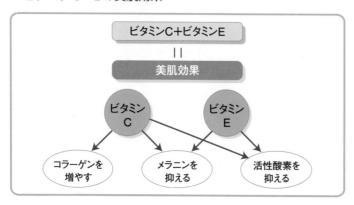

(5) コラーゲンを生成する

　肌を健やかに保つためには亜鉛が重要です。コラーゲンの生成にも必要な成分であり、シワ対策にも有効といえます。カキ、ウナギ、イワシ、納豆、ゴマなどに多く含まれている亜鉛は、体内でたんぱく質を合成する酵素に必要なミネラルで、不足すると紫外線などで壊れたコラーゲンの修復が遅れてしまいます。

　また、ビタミンＡの吸収は亜鉛によって高まることからビタミンＡを多く含むウナギは一挙両得な食材といえるでしょう。

亜鉛は肌を保つ

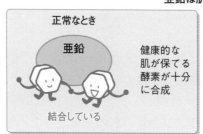
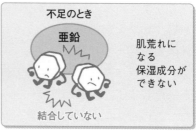

(6) 髪のトラブル

　美しい髪を維持するためには、肉や魚、大豆などの良質のたんぱく質を摂ることです。たんぱく質は、それだけを摂りすぎると内臓に負担をかけることになり、かえって髪にはよくありません。ビタミン、ミネラルなどと一緒に摂るとよいでしょう。

①トラブルの原因

- 抜け毛…血行不良や髪に必要な栄養素の不足。ストレスも頭皮の血行を悪くする。
- 白髪…色素細胞の老化現象。原因は年齢のほか、紫外線、血行不良、栄養素不足が考えられる。

②不足しているビタミン・ミネラル

- パサつき…ビタミンA、ビタミンB群、ビタミンE、亜鉛、ヨウ素、イオウ
- 抜け毛…ビタミンA、ビタミンB群、ビタミンC、ビタミンE、亜鉛、イオウ
- 白髪…ビタミンA、ビタミンB群、ビタミンC、ビタミンE、銅、亜鉛、ヨウ素

③健康的な髪のために摂りたい食べ物

・イワシ　・カキ　・牛乳　・黒ゴマ　・クルミ　・昆布
・納豆　・煮干し　・モロヘイヤ　・卵黄　・レバー
・わかさぎ

10 食事摂取基準とエネルギー代謝

(1) 食事摂取基準

　厚生労働省は、「日本人の**食事摂取基準**」を策定しています。これは国民の健康維持と増進、エネルギーや栄養素の欠乏の予防、生活習慣病の予防、過剰摂取による健康障害の予防を目的とし、**推定エネルギー必要量**、**推定平均必要量**、**推奨量**、**目安量**、**耐容上限量**、**目標量**の6つの指標を設けており、学校給食や栄養指導の現場だけでなく、家庭でのバランスのとれた献立づくりも含め、広く食生活の基準として活用されています。

(2) エネルギー代謝とエネルギーの種類

　呼吸をしたり、体温を一定に保ったり、カラダを動かしたりするためにはエネルギーが必要です。食べ物は体内に入ると消化され、5大栄養素（たんぱく質、脂質、炭水化物（食物繊維＋糖質）、ビタミン、ミネラル）が分解し、消化・吸収され、体内で利用され、老廃物は体外に排泄されます。この一連の過程を「**代謝**」といい、このうち**3大栄養素**（たんぱく質、脂質、炭水化物（糖質））が呼吸によって取り込まれた酸素で燃焼され、体温の維持や運動に使用するエネルギー源として利用されることを「**エネルギー代謝**」といいます。

　こうして発生するエネルギーには、次の3種類があります。

- 熱エネルギー…**体温**の維持に使われる。
- 仕事エネルギー…**運動**などに使われる。
- 貯蔵エネルギー…熱エネルギー／仕事エネルギーの余剰分。**糖質や脂質**として**体内**に蓄えられる。

（3）エネルギー代謝の種類

エネルギー代謝には、大きく分けて4種類があります。

- 基礎代謝量…体温の維持、呼吸、脳・心臓の活動など、生命を維持するための**最少のエネルギー消費量**（横になって安静にしている状態でのエネルギー消費量）。まったく同じ条件なら、カラダの表面積に比例する、同じ体重なら、筋肉量が多い人のほうが高い、女性より男性のほうが高い（20歳代女性の平均は約1,100～1,200kcal／20歳代男性の平均は約1,300～1,600kcal）、老人より若者のほうが高い、夏より冬のほうが高いといった特徴がある。
- 安静時代謝量…椅子に座るなど、**一定の姿勢を保つ**ためのエネルギー消費量。基礎代謝量に、使われる筋肉の緊張エネルギー量を加えたもの
- 運動時代謝量…運動または作業や労働を行うためのエネルギー消費量。安静時代謝量に運動時の代謝量を加えたもの
- 特異動的作用…食物を摂取することで細胞内の酸化が活発化して熱量生産が高まり、**カラダが温められる現象**

2級 （4）身体活動レベルに応じたエネルギー必要量

日常生活のなかで労働や運動をするためのエネルギーをエネルギー必要量といい、1日に必要なエネルギー量を求めるための指数を推定エネルギー必要量といいます。推定エネルギー必要量はエネルギー量の不足や過剰によるリスクがもっとも小さくなる摂取量とされ、「**推定エネルギー必要量＝ 1日の基礎代謝量×身体活動レベル**」の式で求められます。

なお、身体活動レベルは、事務の仕事をしている（低い）、カラダを動かすことが多い（ふつう）、激しいスポーツをしている（高い）の3つのレベルで分けられます。

11 正しいダイエット方法

　ダイエットの基本は、**基礎代謝量を高め、エネルギー消費量を増やすこと**であり、ゆるやかな摂取エネルギーの減少と消費エネルギーの増加を同時に行うことがダイエット成功の秘訣です。

　食事制限に頼ったダイエットは**リバウンド**を引き起こしやすく、正しい理解のないままに行うダイエットは拒食症や過食症などのリスクにもつながります。

▶ダイエット失敗のサイクル

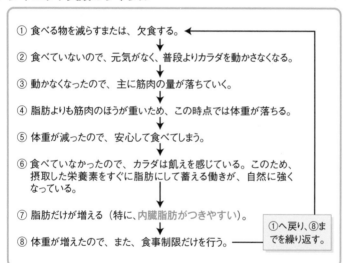

① 食べる物を減らすまたは、欠食する。

② 食べていないので、元気がなく、普段よりカラダを動かさなくなる。

③ 動かなくなったので、主に筋肉の量が落ちていく。

④ 脂肪よりも筋肉のほうが重いため、この時点では体重が落ちる。

⑤ 体重が減ったので、安心して食べてしまう。

⑥ 食べていなかったので、カラダは飢えを感じている。このため、摂取した栄養素をすぐに脂肪にして蓄える働きが、自然に強くなっている。

⑦ 脂肪だけが増える（特に、内臓脂肪がつきやすい）。

⑧ 体重が増えたので、また、食事制限だけを行う。

①へ戻り、⑧までを繰り返す。

12 生活習慣病の原因

（1）生活習慣の変化

　生活習慣病は、食習慣をはじめ、飲酒、喫煙、運動、休養などの生活習慣や、ストレスによって発症・進行する疾患群で、なかでも高血圧症、脂質異常症、糖尿病、肥満症は「死の四重奏」とも呼ばれる恐ろしい病気です。

　主に**運動量の減少**（肉体労働の減少、家電製品の発達・普及による家庭内での運動量の減少、移動手段の発達・普及による歩行量の減少）や**エネルギーの過剰摂取や摂取不足**（欧米の食文化の導入による動物性脂肪の過剰摂取、日本食の機会の減少による食物繊維の摂取不足）といった生活習慣の変化が原因とされています。日本人は食物を効率よく脂肪にして蓄えることのできる遺伝子（倹約遺伝子）をもつ割合が高いといわれており、同じ食事では欧米の人よりもエネルギーの過剰摂取となり、生活習慣病を誘発しやすいです。死因に占める生活習慣病の割合は、全体の約5割となっています（令和5年度版 厚生労働省白書）。

2級 （2）肥満と生活習慣病

　カラダの中に脂肪が必要以上にたまった状態のことを肥満といいますが、その判定法にはいくつかあります。代表的なものは国際的な体格指数判定法であるBMIです。「**BMI数値＝体重（kg）÷身長（m）^{2}**」で求められ、成人の場合、BMI「22」が、もっとも病気になりにくい健康的な数値であるといわれています（BMI「25」以上が肥満）。

　ただし、実際の肥満度は体脂肪率によって決まり、**男性**は体脂肪率**25％以上**、**女性**は体脂肪率**30％以上**が肥満となります。

　また、肥満には、内臓脂肪型肥満（リンゴ型。見た目や体重からはわかりにくいケースもあり、「隠れ肥満」ともいわれる）と皮下脂肪型肥満（洋ナシ型。下半身に脂肪がつきやすい）があります。このうち、生活習慣病を招きやすいのは前者の内臓脂肪型肥満といわれています。

(3) メタボリックシンドロームと生活習慣病

　内臓脂肪型肥満に、高血圧症・脂質異常症・糖尿病のうち2つ以上を合併した状態を、メタボリックシンドローム（代謝異常症候群）または内臓脂肪症候群といいます。2008年4月から、40歳以上の医療保険（国民保険・被用者保険）の被保険者・被扶養者を対象に、メタボリックシンドロームに着目した健診（特定健診、「メタボ健診」とも）および保健指導の実施が義務づけられました。メタボリックシンドロームの診断は、次の手順で行います。

---

① 内臓脂肪量の測定…腹囲（へそ周り）が85cm以上の男性、90cm以上の女性、あるいはCT検査で内臓脂肪の面積が100cm²以上の場合、内臓脂肪型肥満が疑われる。

② 血圧・血糖値・血清脂質の検査…①に加えて、次のA～Cのうち2つ以上が該当すると、メタボリックシンドロームと診断される。

A. 血圧（高血圧）…最高血圧130mmHg以上、最低血圧85mmHg以上の両方またはいずれか

B. 血糖値（高血糖）…空腹時血糖値110mg/dℓ以上

C. 血清脂質（脂質異常）…中性脂肪値150mg/dℓ以上、HDLコレステロール（善玉コレステロール）40mg/dℓ未満の両方またはいずれか

---

13 生活習慣病の予防

(1) 糖尿病の予防

　糖尿病は、膵臓から分泌されるインスリンが不足したり働きが悪くなることで、血液中に含まれているブドウ糖（血糖）が異常に多くなり、神経や目、腎臓などの組織や機能に障害が起きる病気です。3大合併症は神経障害、網膜症、腎症が挙げられます。

　血糖値のコントロールには、食事療法が不可欠です。各食品のエネルギーや栄養素の量を示した「糖尿病食事療法のための食品交換表」の活用と、「適正なエネルギー量を摂取する」「栄養のバランスを保つ」「3食を規則正しい時間に摂る」ことに留意した対策が重要となります。

(2) 高血圧症の予防

　高血圧症は収縮期血圧（最大血圧）と拡張期血圧（最小血圧）のどちらか一方あるいは両方が慢性的に基準値より高くなる病気です。食塩の過剰摂取で血管中の水分が増加したり、過度な緊張・ストレスによって交感神経が刺激され、心拍出量が増加したり血管の緊張が起こることが原因とされています。進行すると動脈硬化が進んだり、血液の流れが悪くなったり、血栓ができやすくなるなど、脳卒中、心筋梗塞、腎不全などの生命にかかわる合併症につながります。心臓も、流れにくくなっている血管に高い圧力で血液を送り続けているため、筋肉が厚くなり、心肥大や心不全といった心臓機能の低下を招きます。

　高血圧症の予防には、塩分の使用を控える一方で、カリウムやカルシウム、たんぱく質を多く含む食品を積極的に摂ること、過度の緊張やストレスを避け、飲酒・喫煙は控えることが重要です。

(3) 心疾患の予防

　生活習慣病としての主な心疾患には、動脈硬化などで心臓をとりまく冠動脈が狭くなり、血液が十分に流れず、酸素や栄養素が不足する虚血性心疾

患、冠動脈が狭くなり血流が悪くなる狭心症、冠動脈が完全に詰まってしまう心筋梗塞があります。いずれも高血圧、運動不足、肥満、ストレス、糖尿病、過労、喫煙や飲酒などが原因といわれています。

　これらの予防には、十分な睡眠と、朝はあわてずゆっくり起き上がること、適度な運動を心がけ、喫煙は控えることが重要です。

(4) 脳卒中の予防

　脳卒中は、脳の血管がもろくなったり、詰まったりして、脳細胞に栄養や酸素を十分に供給できなくなる病気で、症状によって脳の血管が詰まって血液が流れなくなり、脳細胞が壊死する脳梗塞、脳内の血管が破れて出血する脳出血、脳を包むくも膜とその下を走っている脳動脈が破れて出血するくも膜下出血に分かれます。いずれも高血圧、糖尿病、脂質異常症、心臓病、肥満、大量の飲酒、喫煙、ストレスなどが原因とされます。

　脳卒中の予防には、喫煙は控え、適度な運動を行い、休養とストレス解消に努めることが重要です。

(5) その他の生活習慣病

　このほか、生活習慣病には、胆汁の成分が体内で固まってしまい、胆道内に石ができる胆石症（「胆石」「胆のう結石」などとも呼ばれる）、血液中の赤血球またはヘモグロビンの濃度が低くなることで体内で酸素を運ぶ力が低下し、頭痛、めまい、耳鳴り、全身の倦怠感などを引き起こす貧血などがあります。

2級 (6) 生活習慣病予防のためのアンチエイジング

　アンチエイジング（抗老化／抗加齢）とは、健康なカラダを保ち、質の高い生活をして、老いの予防（老いを「止める」のではなく、老いの進みを遅らせる）と生活の改善をしていこうという考え方です。

　口から摂った食物を肺から吸った酸素で燃やすという生命代謝により、酸化作用が起き、体内に一種の燃えかすが発生します。これを活性酸素といい、老化の原因となります。

アンチエイジングの具体的な対策には、以下の３つが挙げられます。

- **守る**…抗酸化作用（代表的な抗酸化成分に、**ビタミンＡ・Ｃ・Ｅ**やポリフェノールなどがある）により、老化の原因である活性酸素からカラダを守る。
- **出す**…デトックス（体内の老廃物などを排出する健康法）により、カラダの内面から毒素を排出させる。
- **補う**…コラーゲンなどを摂り、加齢とともに減少するホルモンを補う。

14 ▶ 栄養・運動・休養から考える健康

(1) 健康を「栄養・運動・休養」の3要素から考える

　生活習慣病の改善や、生活の質（Quality of Life）をより向上させるための3要素は、栄養・運動・休養です。この3要素をバランスよく、その人に合った方法で実行・改善していくことが最善といえます。

(2) 栄養から考える健康

　食物は、人を健康にすることもできますが、摂り方を誤ると、病気を引き起こしたり、病状を悪化させる原因になりかねません。栄養の消化・吸収を営む器官の障害や食べ物の偏りなどによって体内の新陳代謝（カラダの中の古い細胞が新しい細胞に取って代わること）が円滑にいかず、栄養障害に陥ることもありますし、健康な人であっても、エネルギーの過剰摂取から肥満となり、生活習慣病を引き起こしてしまうことも多いのです。

　生活習慣病のような病気を食事だけで治すことはできません。医学的な処置と、適切な栄養・運動・休養の組合せによる治療が必要となりますし、一度悪化させてしまうと、一生その病気と付き合わなくてはなりません。したがって、普段から「自分の健康は自分が責任をもって守る」という意識をもち、病気を予防することが大切です。

　生活習慣病予防のための食事の留意点は、次のとおりです。

▶生活習慣病を予防するための食事の留意点

病名	食事の留意点
糖尿病	・規則正しく、よく噛んで食べる。 ・腹八分目を守り、控えめに食べる。 ・いろいろな食品をバランスよく食べる。 ・食物繊維（野菜）を多く摂る。 ・塩分の使用は控えめにし、ナトリウムを制限する。 ・**動物性脂肪・高エネルギー**の食品を控える。 ・砂糖の使用は控えめにする。

高血圧症	・ゆっくり、時間をかけて食べる。 ・塩分の使用は控えめにし、ナトリウムを制限する。 ・肥満の人は、摂取エネルギーを制限し、減量する。 ・**たんぱく質**を不足させない。 ・カルシウム・カリウムを積極的に摂る。 ・食物繊維を摂る。
心疾患	・ゆっくり、時間をかけて食べる。 ・規則正しく食べる。 ・いろいろな食品をバランスよく食べる。 ・塩分の使用は控えめにし、**ナトリウム**を制限する。 ・夕食は軽めにして、夜食は控える。
脳卒中	・いろいろな食品をバランスよく食べる。 ・塩分の使用は控えめにし、ナトリウムを制限する。 ・コレステロールの多い食品を控える。 ・**動物性脂肪**ではなく、**植物性脂肪**を摂るようにする。
動脈硬化	・規則正しく、ゆとりのある生活をする。 ・肥満の人は、摂取エネルギーを制限し、減量する。 ・塩分の使用は控えめにし、ナトリウムを制限する。 ・**脂肪、コレステロール**の多い食品（肉の脂身やバターなど）を控える。 ・内臓類、甘い物、アルコールを控える。
胆石症	・規則正しく食べる。 ・**脂肪やコレステロール**の多い食事を制限する。 ・食物繊維を多く摂る。 ・カフェインやアルコールを制限する。 ・炭酸飲料や香辛料は制限する。
貧血	・よく噛んで食べる。 ・鉄の摂取量を増やす。 ・良質なたんぱく質を多く摂る。 ・エネルギーを十分に摂る。 ・**ビタミンB$_{12}$と葉酸**を積極的に摂る。 ・ビタミンCを多く摂る。

（3）運動から考える健康

　運動には「**脂肪を減らし、筋肉を増やす**」「**皮膚、筋肉、骨などを活性化させ、老化を遅らせる**」「**ストレスを発散させ、免疫力を向上させる**」「**血行不良を改善する**」といった健康への効果があります。こうした効果はカラダの健康だけでなくココロの健康へも作用し、生活への活力が湧き、ホルモンの分泌がよくなり、免疫力や自然治癒力が向上します。

　カラダは、グリコーゲン（P.32図表「糖質の種類と特徴」参照）を分解す

ることによって、エネルギーをつくり出します。そのエネルギーを使って運動した結果、乳酸という物質（代謝生成物）が発生します。

　この乳酸が蓄積されることで、筋肉が中性から酸性に傾き、疲労の原因になるといわれてきました。しかし近年では、「乳酸は疲労を抑制するような働きをもつ」という、従来とは真逆な研究が発表されています。乳酸は運動により筋肉から血中に放出されますが、筋肉や心臓に取り込まれることで、再びエネルギー源として活用したり、脳においても疲労の抑制やエネルギー物質として利用されることがわかってきました。

2級　具体的には、次のような効果がみられます。

- **心肺機能への効果**…拍出血液量が増える（安静時心拍数が減少する）。

  呼吸筋が強くなり、呼吸能力が向上する（肺活量が増える）。

  肺から酸素を血液中に送り込む能力が向上する（有酸素性運動能力が向上する）。

- **血管への効果**…血圧を正常値に保つ。

  血管の内壁をきれいにし、弾力性を増すことで、輸送能力が向上する（虚血性疾患が改善する）。

  インスリン感受性を高め、血液中の糖を取り込む能力が向上する（糖尿病などが改善する）。

  毛細血管が活性化され、血行がよくなる（冷え性などを改善する）。

- **免疫力への効果**…HDLコレステロール（善玉コレステロール）が増加する。

- **骨への効果**…運動で圧力が加わることにより、骨の形成を促進する。

なお、運動の効果は約72時間（3日間）で消失します。このため、3日に1回以上の運動が望ましいとされていますが、自分のペースに合わせた運動を継続することが大切です。

運動の種類には、大きく分けると、次の2つがあります。

- 無酸素性運動（アネロビクス）…主に消費するエネルギーは糖質（グリコーゲン）。無酸素性運動では、運動によって筋肉内に乳酸（代謝生成物）が発生・蓄積する。乳酸が多量に蓄積されると筋肉は収縮できなくなるため、無酸素性運動の継続時間は、2～3分が限度とされる。代表的な運動は筋力トレーニングなど。**筋肉にグリコーゲン（エネルギー）を取り込む力が向上**したり、**筋肉量が増え基礎代謝量を高める**などの効果がある。
- 有酸素性運動（エアロビクス）…主に消費するエネルギーは脂肪。有酸素性運動では筋肉内に発生した乳酸を酸素によって分解しながら運動するため、長時間継続することが可能。代表的な運動はウォーキングやマラソンなど。**代謝を活性化させ、脂肪の燃焼を促進**したり、**持久性の体力を改善し、体脂肪率を下げる**などの効果がある。

どちらの運動も、筋肉や関節などの緊張を取り除くストレッチなどの準備運動（**ウォーミングアップ**）と、運動後の整理運動（**クールダウン**）とセットで行うことが重要です。

(4) 休養から考える健康

疲労には、精神的緊張をともなう作業による精神的疲労と、カラダを多く使う作業による肉体的疲労があります。どちらの場合も、十分に休息をとらないままでは慢性疲労や精神面への悪影響につながりかねません。可能な限り翌日に持ち越さず、その日のうちに休養をとることが大切です。

なお、休養には、疲れたカラダとココロを休める「**休**」の意味と、明日への活力を養うという「**養**」の意味とがあり、睡眠や休息が中心の消極的休養と、仲間とコミュニケーションをとる、カラダを動かすなどにより心身とも

にリフレッシュする積極的休養の2種類があります。「休養」というと消極的休養ばかりに目が向きがちですが、消極的休養を一定時間とった後は、外に出かけて少しでもカラダを動かし、心身ともにリフレッシュする積極的休養を行うようにしましょう。

　精神的疲労には、体操、ウォーキング、ジョギングなど、身体活動を伴う回復方法がよいとされています。気の合った仲間とコミュニケーションをとりながら行うとよいでしょう。音楽鑑賞や美術鑑賞も有効です。

　肉体的疲労には、睡眠のほか、入浴、リラクゼーション、ストレッチ、マッサージなどが有効な回復方法となります。軽いジョギング、体操、ウォーキングなども疲労回復を早めることが期待できます。なお、運動などによって失われたミネラルを摂取するとともに、ビタミン類も多く摂ることを心がけましょう。

第2章

食文化と食習慣に関する知識

～もてなし上手になろう～

1 ▶ 日本古来の行事と料理

　日本には、季節に応じたさまざまな行事や風習があり、これらの行事や風習には、料理や飲み物がつきものです。日本では古来より、改まった場やめでたい場など、人生の節目となるような特別な場を「ハレ」、普段の生活や悲しみの場を「ケ」と呼び、その時と場に合った食事をとってきました。

　ハレの日には、酒とともに、通常よりも手間のかかる赤飯や餅、団子などが神様に供えられました。

（1）五節句の料理

　日本では季節の変わり目となる日を「節句」といい、そのうち、公的な行事・祝日として定められた日を「五節句」と呼んで、季節の食材を使った料理（節句を祝う料理…節供）で祝う文化があります。

　節目の食事には、粒食（穀物を粉にせず、粒のまま／粒が残った状態で調理して食べること）が欠かせません。粒食は造型しやすく、3月の上巳の節句（桃の節句）では菱餅、5月の端午の節句では柏餅・ちまきなどがつくられます。

▶ 五節句と代表的な食べ物・飲み物

月日	節句名（別名）	例
1月7日	人日（七草の節句）	七草（下表参照）がゆ
3月3日	上巳（桃の節句／ひな祭り）	白酒、菱餅、桜餅、ハマグリの吸い物、ちらしずし
5月5日	端午（菖蒲の節句（あやめの節句）／こどもの日）	ちまき、柏餅
7月7日	七夕（笹の節句／七夕祭り）	素麺、ウリ類
9月9日	重陽（菊の節句）	菊酒、菊ずし、手巻きずし、菊のサラダ、栗飯

▶ 春の七草

セリ、ナズナ、ゴギョウ（ハハコグサ）、ハコベラ（ハコベ）、ホトケノザ、スズナ（カブ）、スズシロ（ダイコン）

▶秋の七草

| ハギ、オバナ（ススキ）、クズ、ナデシコ、オミナエシ、フジバカマ、キキョウ |

（2）年中行事の料理

　毎年決まった日に行われる儀式や催し（**年中行事**）でも、その行事ならではの「**行事食**」が食べられています。地域によって異なる場合もありますが、主なものでは、次のようなものがあります。

▶主な年中行事と行事食

月日	行事名	例
1月1日〜3日	正月	若水（元旦に初めてくむ邪気払いの水）、鏡餅、屠蘇（邪気払い、延命祈願に飲む薬酒）、雑煮、おせち料理
1月11日	鏡開き	鏡餅入り小豆汁粉
1月15日	小正月	小豆がゆ
2月3日（または4日）	節分	煎豆、恵方巻き（その年のもっともよい方角（恵方）を向いて食べる太巻き寿司）
3月20日頃の7日間（春分の日を中日とした前後3日間）	彼岸（春彼岸）	ぼた餅、彼岸団子、精進料理
4月8日	灌仏会（お釈迦様の誕生を祝う）	甘茶
7月13日〜15日	盂蘭盆	野菜、果実、精進料理
8月15日と9月13日	月見	きぬかつぎ（里芋の子芋）、月見団子
9月20日頃の7日間（秋分の日を中日とした前後3日間）	彼岸（秋彼岸）	おはぎ、彼岸団子、精進料理
11月23日	新嘗祭（収穫を祝い、翌年の豊穣を祈願する）	新しい穀物でつくった餅、赤飯
12月22日（または23日）	冬至	冬至がゆ、冬至カボチャ
12月25日	クリスマス	クリスマスケーキ
12月31日	大晦日	年越しそば

（3）通過儀礼の料理

　誕生、成人、結婚、死など、人が一生のうちに経験する重要な節目に行われる儀礼を「通過儀礼」といいます。通過儀礼で提供される食物にも、粒食（ご飯）が多く使われています。

▶主な通過儀礼と食べ物

行事	内容	おもな食べ物
帯祝	妊娠5カ月目の戌の日に、**妊婦が腹帯を巻く儀式**。胎児を守り、妊婦の動きを助け、無事出産できるよう祈願する。	赤飯
誕生	子供の誕生を祝う。	産飯
お七夜	**生後7日目の祝い**のこと。この日に命名する習慣がある。	赤飯、鯛
初宮参り	生後初めて産土神（生まれた土地を守護する神）に参詣し、**出産の報告と子どもの健やかな成長を祈願**する。	赤飯、紅白餅、鰹節
食い初め	生後100日目または120日目の子どもに、**料理をつくって食べさせる**（実際は、食べるまねをさせる）儀式	食い初め膳、赤飯、鯛、吸い物
七五三	**子どもの健康と成長を祝う**行事。一般的に、女の子は3歳と7歳、男の子は5歳のとき、11月15日に氏神（同じ地域に住む人々が祀る神）に参詣する。	赤飯、鯛、千歳飴
十三参り	生まれた年の干支が初めて巡ってくる年（数え年13歳）に菩薩に参詣し、**知恵と福寿を祈願**する。	赤飯
成人式	成人を迎えたことを祝う。	赤飯
婚礼	結婚を祝う。	赤飯、鰹節、昆布、スルメ
葬儀（死）		枕飯、枕団子、精進料理（現在では、寿司やサンドイッチなども）

(4) 賀寿の祝い

　賀寿とは、通過儀礼の一種でもありますが、特にある一定の年齢（**数え年**）に達したときにそれまでの健康長寿を祝い、さらなる延命長寿を祈願します。主に赤飯、紅白餅、鯛などがふるまわれます。

　なお、賀寿の年齢は、数え年が基準になります。**数え年**とは、生まれたときを1歳とし、以後、正月ごとに1歳ずつ増やして数える年齢のことです。

▶代表的な賀寿と由来

年齢	賀寿	由来
61歳	還暦	十干十二支の60の組合せが60年かけて一巡し、数え年の61歳で再び元に戻ることから
70歳	古希	唐の詩人、杜甫の『曲江詩』にある「人生七十古来稀」から
77歳	喜寿	「喜」の草書体「㐂」は、七が重なることから
80歳	傘寿	「傘」の略字「仐」が八十と読めることから
88歳	米寿	「米」を分解すると、八十八になることから
90歳	卒寿	「卒」の略字「卆」を分解すると、九十になることから
99歳	白寿	「百」の字から「一」を除くと、白になることから

2 地産地消・土産土法と郷土料理

（1）地産地消・土産土法の考え方

　食には明確な地域特性があり、その土地の気候・風土・産物・文化などを背景に培われてきた料理を「郷土料理」といいます。

　その土地で生産されたものは、その土地で消費することがもっとも望ましいという考え方（地産地消。域内消費、地域自給とも）がありますが、食物も、生産（収穫）された土地ならではの方法で調理・保存したり、食べることが最も望ましいとされています（土産土法）。

　現在では、季節外れの食材であっても、促成栽培や抑制栽培、海外からの輸入などで簡単に手に入りますが、仕分けや保管、輸送、流通に多くの人手がかかるだけでなく、均一の品質のものを数多く求められることから、栽培時に農薬を使用したり、調理後に品質保持剤などの食品添加物を使用するなど、食品の安全が問題となる場合もあります。

　地産地消、土産土法の考え方は「健康的な食生活」「食文化と食習慣の再認識」「生産と消費の結びつき」「食料自給率のアップ」「地域の活性化」「食の安心と安全」「環境への配慮」といった面でよい影響を与えます。

（2）郷土料理とは

　郷土料理はP.65に示すように数多くのものがありますが、次のような特徴があります。

- その土地の特有の生活習慣や条件のなかで、人々の生活の知恵や工夫から生まれ、受け継がれてきた料理
- 土地の特産品を土地特有の方法で調理した料理
- 調理方法は一般的だが、食材が土地特有の料理
- 食材は一般的だが、調理方法が土地特有の料理

▶ 全国のおもな郷土料理

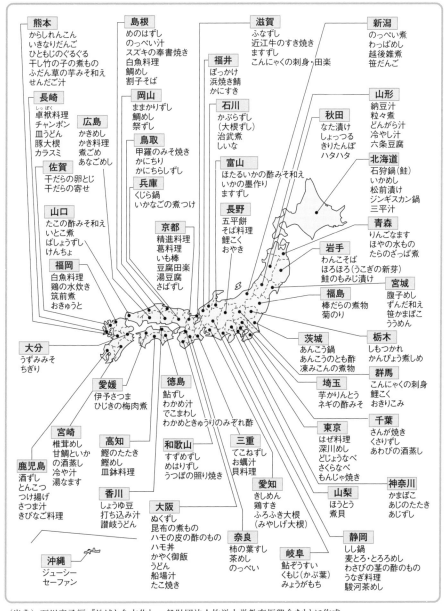

熊本
からしれんこん
いきなりだんご
ひともじのぐるぐる
干し竹の子の煮もの
ふだん草の芋みそ和え
せんだご汁

島根
めのはずし
のっぺい汁
スズキの奉書焼き
白魚料理
鯛めし
割子そば

滋賀
ふなずし
近江牛のすき焼き
ますずし
こんにゃくの刺身・田楽

新潟
のっぺい煮
わっぱめし
越後雑煮
笹だんご

福井
ぼっかけ
浜焼き鯖
かにすき

長崎
卓袱料理
チャンポン
皿うどん
豚大根
カラスミ

広島
かきめし
かき料理
煮ごめ
あなごめし

岡山
ままかりずし
鯛めし
祭ずし

石川
かぶらずし
(大根ずし)
治武煮
しいな

山形
納豆汁
粒々煮
どんがら汁
冷や汁
六条豆腐

佐賀
干だらの卵とじ
干だらの寄せ

鳥取
甲羅のみそ焼き
かにちり
かにちらしずし

秋田
なた漬け
しょっつる
きりたんぽ
ハタハタ

北海道
石狩鍋(鮭)
いかめし
松前漬け
ジンギスカン鍋
三平汁

山口
たこの酢みそ和え
いとこ煮
ばしょうずし
けんちょ

兵庫
くじら鍋
いかなごの煮つけ

富山
ほたるいかの酢みそ和え
いかの墨作り
ますずし

青森
りんごなます
ほやの水もの
たらのざっぱ煮

福岡
白魚料理
鶏の水炊き
筑前煮
おきゅうと

京都
精進料理
葛料理
いも棒
豆腐田楽
湯豆腐
さばずし

長野
五平餅
そば料理
鯉こく
おやき

岩手
わんこそば
ほろほろ(うこぎの新芽)
鮭のもみじ漬け

宮城
腹子めし
ずんだ和え
笹かまぼこ
ううめん

大分
うずみみそ
ちぎり

福島
棒だらの煮物
菊のり

茨城
あんこう鍋
あんこうのとも酢
凍みこんの煮物

栃木
しもつかれ
かんぴょう煮しめ

愛媛
伊予さつま
ひじきの梅肉煮

徳島
鮎ずし
わかめ汁
でこまわし
わかめときゅうりのみぞれ酢

埼玉
芋かりんとう
ネギの酢みそ

群馬
こんにゃくの刺身
鯉こく
おきりこみ

宮崎
椎茸めし
甘醂といかの酒蒸し
冷や汁
湯なます

高知
鰹のたたき
鰹めし
皿鉢料理

和歌山
すずめずし
めはりずし
うつぼの照り焼き

三重
てこねずし
お蜊汁
貝料理

東京
はぜ料理
深川めし
どじょうなべ
さくらなべ
もんじゃ焼き

千葉
さんまが焼き
くさりずし
あわびの酒蒸し

鹿児島
酒ずし
とんこつ
つけ揚げ
さつま汁
きびなご料理

愛知
きしめん
鶏すき
ふろふき大根
(みやしげ大根)

山梨
ほうとう
煮貝

神奈川
かまぼこ
あじのたたき
あじずし

香川
しょうゆ豆
打ち込み汁
讃岐うどん

大阪
ぬくずし
昆布の煮もの
ハモの皮の酢のもの
ハモ丼
かやく御飯
うどん
船場汁
たこ焼き

奈良
柿の葉ずし
茶めし
のっぺい

静岡
しし鍋
麦とろ・とろろめし
わさびの茎の酢のもの
うなぎ料理
駿河茶めし

岐阜
鮎ぞうすい
くもじ(かぶ葉)
みょうがもち

沖縄
ジューシー
セーファン

(出典)石川寛子編『地域と食文化』一般財団法人放送大学教育振興会をもとに作成。

3　食材の旬

　旬とは、野菜類・果実類・魚介類が出回る最盛期のことです。旬の野菜・果物・魚介は、味がよいだけでなく、**栄養価が豊富**で、ビタミン、ミネラルの含有量が1.5〜3倍となるものもあるといわれています。

　旬に関する言葉として、次のようなものがあります。

- 旬の走り…その季節に初めて収穫した野菜・果実・魚介などのこと。「**初物**」とも。希少なため値段は高めだが、新しい季節の到来を感じることができ、昔から縁起がいいとして珍重されてきた。
- 旬の盛り…野菜類・果実類・魚介類が出回る最盛期のこと。この時期を「**旬**」とも。栄養価が高くおいしく食べられる時季であり、大量に出回るため値段も安い。
- 旬の名残…最盛期を過ぎた頃のこと。「**旬外れ**」とも。季節の移り変わりが感じられる時季でもある。
- 時知らず…1年中どの季節でも食べることができ、旬を感じさせない食材のこと。「**無季**」とも。

▶季節の野菜・果実・魚介

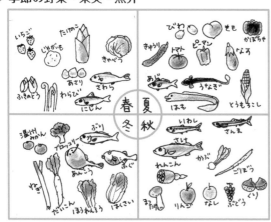

※食材によっては、2つの季節にまたがるものもあります。

66

4 食材・食器・料理などの数え方・単位

野菜類・果実類・魚介類・食器類の数え方や単位には、次のようなものがあります（カッコ内は読み方）。

- 株（かぶ）…ホウレンソウや小松菜、チンゲン菜など根がついた野菜
- 貫（かん）…にぎりずし
- 客（きゃく）…器としての茶碗
- 切れ（きれ）…魚の切り身、ひと口大の薄切り肉
- 個（こ）…リンゴや柿、ミカンなどの果物、ジャガ芋、里芋などの球形の野菜（やや大きいもの）
- 合（ごう）…計量カップや桝に入れた米、酒などの液体（＝180mℓ）
- 棹（さお）…羊羹などの細長い菓子
- 柵（さく）…刺身用に長方形にさばいた魚
- 升（しょう）…10合分の米や酒（＝1.8ℓ）
- 帖（じょう）…海苔10枚
- 膳（ぜん）…ご飯が盛られている茶碗、箸（2本1組）
- 束（たば）…束ねられたすべての食材（野菜、刈り取った稲などの穀物、乾麺などの長細い乾物など。主に細長いものを束にしたもの）
- 把（たば）…束ねられるもののうち、野菜を中心に、片手で持てる程度のもの
- 玉（たま）…長細い乾物（麺類など）、キャベツやレタスなどの結球した野菜
- 丁（ちょう）…豆腐のほか、丼ものなどの人数分
- 粒（つぶ）…穀類や豆類、魚の卵のほか、イチゴやブドウの粒などの球形の果物（やや小さいもの）
- 斗（と）…10升の米や酒、油（＝18ℓ）
- 杯（はい）…器に入った液体や粒状のもの、イカやタコ
- 腹（はら）…タラや鮭などの卵の塊（産卵前の卵巣）

- 尾（び）…尾ひれがついた魚
- 匹（ひき）…魚や豚（豚などの動物は切り身で扱われるため、食材としては魚のみに使用）
- 房（ふさ）…ブドウやバナナなど、ひとまとまりになった果物の実全体
- 本（ほん）…長細い野菜や果物（大根やニンジン、ゴボウ、バナナなど）
- 枚（まい）…薄いもの（湯葉・油揚げ、春巻きの皮、薄切り肉、おろした魚など）
- 羽（わ）…鳥類やウサギ
- 把（わ）…ホウレンソウや小松菜、チンゲン菜など根がついた野菜を、販売しやすい量（片手に持てる程度）にまとめたもの

5 おいしさを感じる条件

(1) 食の役割

食には、栄養素を体内に摂取することで、カラダを構成したりエネルギーを作り出し、生命を維持するという生理的特性と、食事を楽しみ、**コミュニケーション**をとるという心理的特性があります。

▶おいしさの要因

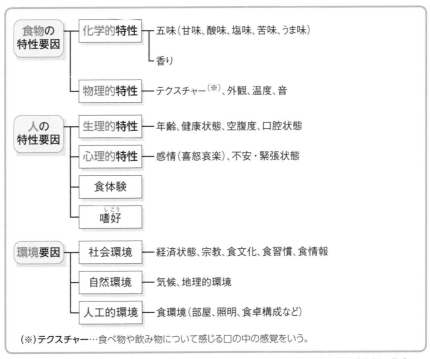

(出典) 五十嵐脩・今井悦子編著『食物の特性とその役割』財団法人放送大学教育振興会をもとに作成。

(2) おいしさの感じ方

おいしさは、味覚だけで感じるものではなく、**五感（視覚・聴覚・味覚・嗅覚・触覚）**すべてで感じ取るものです。視覚では見た目の鮮やかさや色合い、聴覚は噛んだときの音、調理で発する音、味覚では味わい（**甘味（舌の**

先端部分で強く感知）、酸味（舌の側面で強く感知）、塩味（舌の側面〜先端付近で強く感知）、苦味（舌の奥で強く感知）、うま味の「五味」や辛味、渋味など）を、嗅覚では香りを、触覚ではのど越しや舌触り、歯応えなどを感じ、五感全体でおいしさを感じます。経験からの記憶や学習で得た知識も、おいしさに影響を与えます。

　また、「その土地で食べるからおいしい」ということもあります。これは、その土地の空気や気候といった環境的要因や、ココロの開放感といった心理的要因など、さまざまな要因がおいしさを感じさせたと考えられます。このように、誰が（Who）、誰と（with　Whom）、何を（What）、どこで（Where）、いつ（When）、なぜ（Why）、どのように（How）といったさまざまな要因が相互に作用しておいしさをつくり出しているのです。

(3) 味の相互作用

　数種の味が複合することで、味は互いに作用し、変化が現れます。具体的な効果は次のとおりです。

▶さまざまな相互作用

分　類	味の変化	例
相乗効果	同質の味をもつ2つの物質を混ぜ合わせたとき、それぞれ単独の味よりもうま味を強く引き出す。	昆布と鰹節でだし汁をとる。
対比効果	味の異なる2つの物質を同時または継続的に与えたときに、一方の味が強められる現象。主に甘味が強まる。	汁粉に塩を加える。 スイカに塩をかける。
抑制効果	味の異なる2つ以上の物質を混ぜ合わせたときに、1つあるいはすべての味が弱く感じる現象。	コーヒーに砂糖を加える（苦味を弱める）。 酢に塩と砂糖を加え、すし酢にする（酸味を弱める）。

2級 分　類	味の変化	例
変調効果	先に口にした味の影響で、後で食べたものの味が異なって感じられる。	食塩水の後に水を飲むと、水を甘く感じる。
順応効果	一定以上の強さの味を長時間味わっていると、閾値（味を感知する最小限度）が上昇する。	甘いものを続けて食べると、甘味の感度が鈍る。

6 調理の目的と種類

（1）調理の目的

　調理の目的は、食材や調味料を組み合わせることにより食べ物をおいしくすること、栄養バランスを整えること、衛生的なものにすることです。より具体的には、次のとおりです。

- 食べ物として衛生上安全なものにする。
- 消化・吸収効率を向上させ、栄養価を高める。
- 保存性を向上させる。
- おいしさをつくり出す。
- 魅力的な食卓を演出し、団欒の場をつくる。

（2）調理の手順と種類

　調理とは、食材に手を加えて、安全においしく食べられるようにすることです。基本的な調理の手順や種類は次のとおりです。

- 洗う…衛生上の基本。食材に付着している泥、農薬などを水で落としたり、水または洗剤を溶かした液体で調理器具に付着している細菌などを除去する。
- 切る…食べられない部分を除去する、食材の形を整える、火の通りをよくする、調味料をなじみやすくする、口に入れやすくする、歯ごたえをよくするなどの目的に合わせて食材を切る。
- ゆでる…多量の水の中で食材を加熱すること。殺菌消毒のほか、水分の少ない食材に吸水させる、あくを抜く、野菜類の組織を軟化させる、麺類などに含まれるデンプンを糊化させる、卵、魚類などに含まれるたんぱく質を凝固させる、うま味成分を溶け出させる（ゆで水は、だし汁として調理に使われることもある）、食材のいろどりをよ

くするなどの目的がある。

▶ゆでる際の水量や注意点

食材	水の量	注意点
青菜	食材重量の6倍以上	青菜に含まれている緑色色素（クロロフィル）を失わないように、高温・短時間でゆでる。
根菜	食材が浸る程度	切っていないジャガイモやサツマイモなどは、湯からゆでると中まで火が通らず生煮えになってしまうため、水からゆでる。
乾麺	食材重量の7～10倍	多量の水を沸騰させた中に入れ、入れたときの温度の低下を抑える。乾麺に含まれているデンプンは、ゆで水に溶け出ると熱のとおりが悪くなるので、多量の湯を用いることでデンプンを速く糊化させ、均一にゆでることができる。
卵（殻付き）	食材が浸る程度	冷えた卵は、煮立った湯に入れると殻が割れてしまうため、冷蔵庫から出したばかりの卵などは、煮立った湯に入れないようにする（水からゆでることで、卵の殻が割れるのを防ぐことができる）。

なお、「ゆでる」以外にも、次のような湯を使った調理法がある。

▶湯を使った調理法

湯せん	外側の器に湯を入れ、その内側に一回り小さな容器を入れて、中の食材を間接的に加熱する。
湯むき	熱湯をかけたり、熱湯にくぐらせた後、すぐに冷水に入れて皮をむく。
湯びき	生でも食べることができる食材（魚類など）を熱湯をくぐらせて、表面だけにサッと熱を通す。
湯どめ	ゆでた食材や煮物などの材料を煮汁に浸かったままの状態にして自然に冷ます。
湯たき	水からではなく、始めから湯を使って米を炊く。

- 混ぜる・こねる・和える…材料や味を均一にし、ムラにならないようにすること
- 泡立てる…空気を混ぜて攪拌すること
- 焼く…火を使って食材を加熱すること。串や網を使って、放射熱で直接加熱する直火焼きと、鉄板やフライパン、オーブンを使って、伝導・放射・対流熱を利用して加熱する間接焼きがある。
- 煮る…煮汁で加熱すること。「ゆでる」のと同じ目的のほか、味をつけるという目的がある。

▶煮物の種類

種類	調理方法
煮上げ	落し蓋をして、煮汁が少量になるまで甘辛く煮る。
煮切り	酒やみりんを煮立たせてアルコール分を蒸発させる。または、煮汁がなくなるまで煮詰める。
煮こごり	ゼラチン質の多い魚の煮汁を冷やしてゼリー状に固める。または、魚肉などを柔らかく煮てゼラチンで固める。
煮転がし	鍋の中で焦げ付かないように、材料を転がしながら煮汁をからめて煮詰める。
煮しめ	野菜や乾物をくずさないように、煮汁が少しだけ残り、味と色が染み込むまで時間をかけて煮る。
煮付け	「煮しめ」より短時間で煮る。
煮含める	多めの煮汁といっしょに弱火でじっくり煮ながら、材料の中まで味を染み込ませる。また、火を止めてからも煮汁に漬けたまま冷ますと、さらに味が染み込む。

- 蒸す…沸騰させた水から発生する水蒸気を利用して加熱すること。水蒸気が容器内を循環することで、すみずみまで均一に加熱できる。材料のもつ風味や栄養素の損失を少なくする、形や味を保ったまま加熱するといった目的がある。

- 揚げる…高温の油の中で加熱すること。高温短時間で加熱することで、材料のもつ個性や栄養素の損失を少なくする、形や味を保ったまま加熱するといった目的がある。

- 炊く…水を含ませ、加熱しながら吸水させ続けたり、煮汁がなくなるまで加熱すること。米や野菜などの組織をやわらかくする目的がある。

(3) 和食の「五」

和食には大切な概念として、「五法」「五味」「五色」「五感」があります。

- 五法…「切る」「焼く」「煮る」「蒸す」「揚げる」の調理法の総称。主に、「切る」は刺身、「焼く」は焼き物、「煮る」は煮物、「蒸す」は蒸し物、「揚げる」は揚げ物を意味する。

- 五味…「甘味」「酸味」「塩味」「苦味」「うま味」の総称。和食で使われる調味料「さしすせそ」にも通じる（「さ」は砂糖、「し」は塩、「す」は酢、「せ」は醤油、「そ」は味噌）。
- 五色…「白」「黒」「黄」「赤」「青（緑）」の総称。「白」は清潔感、「黒」は引き締まった感覚、「黄」と「赤」は食欲増進、「青（緑）」は安心感を表す。
- 五感…「視覚」「聴覚」「味覚」「嗅覚」「触覚」の総称。和食は、食材そのものの味と調理法、季節感や見た目の美しさ、もてなしのココロと感謝の気持ちなど、すべてが調和して演出される。

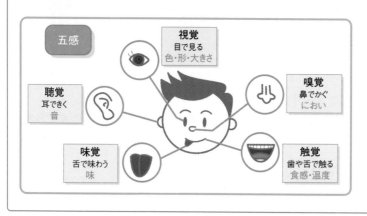

7 日本料理と各国料理

(1) 日本料理の特徴と形式

　日本料理は、**季節感を重視し、目で楽しむ料理**であり、調理方法によって、刺身、焼き物、煮物、揚げ物、和え物、蒸し物、漬物などさまざまな料理があります。このほか、日本料理には、米食が中心である、刺身やなます、すしなど、新鮮な魚介類を用いる、調味料に大豆の発酵食品（醤油、味噌）が用いられる、四季折々の旬の食材を用いる、食材本来の味を活かすため、淡白な味付けにする、料理の色彩と形だけでなく器や盛り付け方も吟味される、一人ずつ繊細な感覚で盛り付けるといった特徴があります。

　主な日本料理の形式は次のとおりです。

- **本膳料理**…室町時代の武家の「饗応の膳」に端を発する、日本料理の正式な**膳立て**のこと。一人ひとりの正面に膳を配り、最初の膳を**本膳**といい、続いて**二の膳、三の膳**と続く。奇数による構成を基本とする。
  - **一汁三菜**…ご飯・汁物と、**煮物、焼き物、なます**
   - **三汁七菜**…本汁、なます、**坪**（本膳の煮物）、飯、香の物、二の汁、**平**（二の膳の煮物）、**猪口**（二の膳の酢の物や和え物）、三の汁、刺身、椀、焼き物、**台引**（土産用の膳。「引き物膳」とも）

  ▶**本膳料理の三汁七菜**

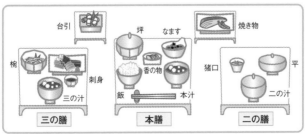

- **会席料理**…本膳料理を略式化した袱紗料理が発展したもの。実質的な味覚を楽しむためのもので、結婚披露宴などで出される宴席の料理であり、「饗応料理」とも呼ばれる。前菜、八寸（前菜の盛り合わせ）、造り（刺身）などが出される。
- **懐石料理**…空腹を一時的にしのぐ程度の簡素な料理（軽食）で、茶会や茶事の席で出されることから、「茶懐石」とも呼ばれる。
- **精進料理**…魚介類や肉類などの動物性の食材を一切使わず、植物性の食材だけでつくられた、仏教思想を基本とした料理。一般的には仏事の際の料理とされる。
- **卓袱料理**…長崎市発祥の、西洋料理や中国料理が日本化した宴会料理。円卓を囲んで大皿に盛られたコース料理を味わうという中国の食事様式を取り入れている。

（2）各国料理の特徴

　日本料理に対して、西洋料理は肉類とその加工品を中心とし、チーズや油脂を多く用いる、香辛料やワインで風味を加え、ソースを工夫するという特徴があり、「香りを楽しむ料理」といわれます。香辛料を用いた加熱料理が多く、味付けは濃厚です。

　また、中国料理は、「北京料理、上海料理、四川料理、広東料理」（中国4大料理。「湖南料理」を加えると中国5大料理となる）に代表されるように、広い国土を背景に料理の種類も食材も豊富です。食材を無駄なく利用する、油脂を多く用いて短時間で仕上げる、大皿に盛り付け、取り分けて食べるため、人数に融通がきくといった特徴があります。調理法よりも調味が中心で、味付けを重視します。

　エスニック料理は、東南アジアや中近東の料理を指します。日本では、日本人の舌に合うようアレンジされた料理が出されることが多く、加工食品としても販売されています。

　このほか、代表的な諸外国の食材や料理として、次のようなものが挙げられます。

▶ 各国の代表的な食材と料理

国	食材・料理の例
アメリカ	ビーフジャーキー、ハンバーガー、ホットドック、冷凍食品
イギリス	フィッシュアンドチップス、サンドイッチ、ローストビーフ
イタリア	パスタ料理、ピザ、リゾット、ジェラート
インド	タンドリーチキン、ナン、チャパティ、マサラティー、ラッシー
韓国	キムチ、プルコギ、ビビンバ、サムゲタン
スペイン	パエリア、ガスパチョ、サングリア
タイ	トムヤムクン、バミー、グリーンカレー
中国	マーボー豆腐、北京ダック、上海蟹、天津飯
ドイツ	ザワークラウト、ソーセージ、ジャーマンポテト
フランス	フォアグラ、トリュフ、エスカルゴ、ポトフ、ブイヤベース
ロシア	ピロシキ、ボルシチ、ビーフストロガノフ

(3) 日本料理に用いる器

　日本料理では、見た目の美しさを大切にし、料理や四季に合わせた食器が用いられます。

▶ 日本食器の主な種類と代表的な産地

種類		特徴	代表例（産地）
焼き物	陶器	粘土を原料にした焼き物。その土地の土を使い、吸水性の素地に<u>うわぐすり</u>(※)を塗って焼き上げる。磁器に比べ焼成温度が低いため、強度がやや低い。暖かみと渋さをもつため、主に秋・冬に用いられる。	**備前焼**（岡山県） **益子焼**（栃木県） **唐津焼**（佐賀県） 信楽焼（滋賀県） 萩焼（山口県） 万古焼（三重県）
	磁器	高温で焼くため薄手で**強度**がある。焼き上がりは素地がガラス化して半透明となり、吸水性がほとんどなく、たたくと金属音がする。硬くて光沢があり、冷たさをもつため、主に春・夏に用いられる。	**九谷焼**（石川県） **有田焼**（佐賀県） **瀬戸焼**（愛知県） 清水焼（京都府）
漆器		木製のため軽い。保温性もある。伝統工芸品の代表格。「<u>塗り物</u>」とも呼ばれ、表面に塗りが施されているため、つやがあって美しい。重箱や椀、箸、膳、盆、茶たくなどに用いられる。	**津軽塗**（青森県） **会津塗**（福島県） **輪島塗**（石川県） 秀衡塗（岩手県） 春慶塗（岐阜県） 藍胎漆器（福岡県）

ガラス食器	安土桃山時代に技術が伝わった。皿、小鉢、箸置きなどがある。「切子」ともいわれている。	**江戸切子**（東京都） **薩摩切子**（鹿児島県）
木工品	ひつ、桶、八寸などに使われる。	**大館曲げわっぱ**（秋田県） **奥会津編み組細工**（福島県）
竹細工	清涼感を表現している。日本各地の伝統工芸品のほか、ざるやかご、スプーン、箸置き、しゃもじなどがある。	**駿河竹千筋細工**（静岡県） **別府竹細工**（大分県）

（※）**うわぐすり**…ガラス質の溶液で、素地の表面につける。

8 調理器具の種類と食材の切り方

3級 (1) 調理器具の種類と選び方

　調理器具は、洗う、切る、混ぜるなど調理の前処理や加熱に使われるものなど、さまざまなものがあります。主要なものは次のとおりです。

【前処理用】

- まな板…木製と合成樹脂製がある。野菜と生物を使い分け、においや細菌が移らないようする。
- 包丁…鋼製、ステンレス製、セラミック製があり、刃の根元が白木の柄に差し込まれている和包丁、1本の鋼が端まで通され、柄が張り付けになっている洋包丁（牛刀）、刃の幅が広く長方形をしていて重い中華包丁のほか、用途を選ばない万能用、野菜、肉、魚用など種類も豊富。自分の手に持って、なじむものを選ぶとよい。
- オープナー（缶切り）…ビンの栓を抜くとき、缶詰の蓋を開けるときに使う。
- 卸し器…野菜をすり卸すときに使う。受け皿と卸し器が一体化しているセラミック製のものもある。
- フードプロセッサー…みじん切りにしたり、すり混ぜたり、撹拌することができる。
- 泡立て器…卵白でメレンゲをつくるときや、マヨネーズソース、ホイップクリームなどをつくるときに使う。手動のものや、電動のもの（ハンドミキサー）がある。
- こし器（ストレーナー）…食品をこしたり、濾過するときに使う。手持ち部分がついたものや、茶こし、味噌こし、油こしなど、多くの種類がある。

【加熱用】

- 鍋…持ち手と注ぎ口がついている鍋を雪平鍋（行平鍋）といい、煮る、蒸す、炒める、揚げるなど、広い用途で使える。
- フライパン…炒める、焼く、揚げる際に使う。フッ素加工のものは、焦げつきにくく、使用後の汚れが落としやすい。
- 電子レンジ…熱源は電気で、マイクロ波を利用して加熱します。温める、蒸す、解凍などに使う。少量の食品の再加熱や冷凍食品の解凍に便利。

【その他】

- 杓子…汁をすくうときに使う。カレーや味噌汁に使う玉杓子（お玉）、盛り付けに使うレードル、具だけをすくう穴あきお玉などの種類がある。
- ざる…洗ったものの水切りや、ゆで野菜や麺類の湯切りのほか、粉をふるったり、スープをこすときにも使う。

(2) 包丁の使い方

包丁は、図のように、食材によって使う部分が変わります。

▶包丁の部位と使い方

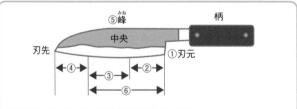

① 刃元…ジャガイモの芽などを取るときに使う。
② 刃元の近く…リンゴなどの皮むきや、魚などの骨切りに使う。
③ 刃の中央…野菜の押し切りやみじん切りなどに使う。
④ 刃先…小魚を卸すときや、ゴボウなどをささがきにするときに使う。
⑤ 峰…肉をたたいてやわらかくしたり、エビをたたいてつぶすときに使う。
⑥ 刃元から刃の中央…刺身を引き切りするときに使う。

(3) 食材の切り方

　調理の時間は食材の切り方によって変わります。食材によって、図のような切り方があります。

▶食材ごとの切り方の例

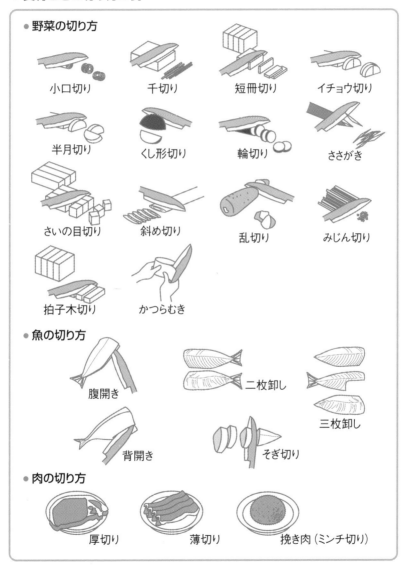

●野菜の切り方

小口切り　　　千切り　　　短冊切り　　　イチョウ切り

半月切り　　　くし形切り　　　輪切り　　　ささがき

さいの目切り　　　斜め切り　　　乱切り　　　みじん切り

拍子木切り　　　かつらむき

●魚の切り方

腹開き

二枚卸し

三枚卸し

背開き　　　そぎ切り

●肉の切り方

厚切り　　　薄切り　　　挽き肉（ミンチ切り）

9 料理の盛り付け方

（1） 日本料理の盛り付けの基本

　料理は、中心を決め、皿の余白を活かすようにいろどりよく盛り付けます。特に日本料理では、山と谷をつくるように積み重ねる<u>山水の法則</u>が基本とされています。

2級　料理ごとの注意点は、次のとおりです。

- **刺身**…つま（大根、青ジソ、キュウリなど）を枕のようにして立てかけると、立体感が出て彩りが引き立つ。何種類かを盛り合わせるときは、皿の奥の位置を高く、手前を低く配置する。赤いマグロ、皮目が美しい半透明の鯛をポイントに、対角線上に盛るとよい。

- **天ぷら**…衣で食材の色が隠れてしまうので、白い<u>敷き紙（天紙）</u>を使って、視覚的にめりはりをつける（敷き紙を2枚使うときは、右側が上）。1枚を折って使うときは、左上がりに折り、折り山を手前にして敷く。カボチャやサツマイモなどのボリュームのあるものを下に置き、立体感を出し、エビは尾の赤を活かして中央に置き、シシトウなどの青いものは手前に置く。

- **煮物**…汁気があるため、鉢に盛る。料理が器のふちにつかないよう、余裕をもたせて盛り付ける。何種類かの食材を一緒に盛り付けるときは、丸い山のように中央を高くし、同じ色の食材が隣同士にならないようにする。

- **焼き魚**…尾と頭が付いたままの魚は、腹を手前に、頭が左側になるように盛り付ける（<u>頭左</u>）。切り身の魚は、皮や背を奥にして盛り付ける。あ

しらい（「添え」とも。季節感を出したりいろどりを加えて料理を引き立たせる添え物のこと）を添える場合、**大根おろし**であれば焼き魚の右手前に、シシトウや**はじかみ**は魚に立てかけて盛る。

- **漬物**…数人分の漬物を盛り合わせるときは、鉢を使う。漬物は、食材ごとに食べやすく切られており、形が異なるため、形を崩さないように奥には大きいものを、手前には小さいものを盛り付ける。大根（白）、キュウリ（緑）、ニンジン（赤）というように、色の対比のある配置にすると、いろどりがよくなる

3級 **器**ごとの注意点は、次のとおりです。

- **鉢**…鉢の高さとのバランスをとり、丸く盛り上がった山をつくるように、品よく盛り付ける。
- **椀**…切り身の魚など角がはっきりしたものや、里芋など丸みがあるものは、円錐形になるように下から積み重ねていく。
- **皿**…尾と頭がついたままの魚は、腹を手前に、頭が左側になるように盛り付ける（頭左）。

3級 (2) 西洋料理・中国料理の盛り付け方

　西洋料理は、料理よりも少し大きめの皿を選び、皿の中心を決めてから盛り付けます。料理が皿からでないように、空間が十分に出るように配置します。なお、マークがついた皿の場合、マークが向こう正面になるように皿を置き、付け合わせをマーク側に盛ります。

　中国料理には、特に盛り付け方の注意点はありません。大皿に盛り、取り分けて食べます。

10 食事とパーティーのマナー

（1）食事のマナーの基本

　ナイフやフォークをどう使うかといったことだけが、食事のマナーではありません。マナーの基本は、一緒に食事をする人同士が「**不快感を与えない**」「**周囲に恥をかかせない（自分も恥をかかない）**」「**お互いに楽しいと感じる**」ことです。だからこそ、時と場所などの**TPO**に合わせて、服装や立ち居振る舞い、会話などにも気を配らなければなりません。どのような場面にも共通する最低限のマナーは次のとおりです。

- 体調がすぐれない場合は、早めに欠席の連絡をする。特に咳が出るなどの場合は、程度が軽くても欠席したほうがよい。
- 食事中にタバコを吸わない（料理の香りや味を台なしにしてしまう）。
- 食事の最中につまようじは使わない。
- げっぷが出てしまったときは、「失礼しました」と小声ではっきりと謝る。
- 咳やしゃっくりが出そうになったり、鼻をかみたいときは、すぐに洗面所へ行く。

2級　このほか、主だったマナーの例は表のとおりです。

▶ 主な食事のマナー

場面	注意点
外食の予約	・会食日の決まった時点で、早めに予約を入れる。 ・予算と人数を正確に伝える。 ・メニューの内容を確認し、こちらの好みも伝える。
着席	・基本的には、部屋の入口から一番遠い位置が上座になる（夜景がきれいな部屋では、夜景が一番きれいに見える席を主賓に勧める）。 ・女性がいるときは、女性が先に座る。

椅子への着席	・椅子の左側から入る。 ・テーブルと自分のカラダの間はこぶし1.5個分程度空ける。 ・テーブルに肘をつかない。 ・バッグは背中と背もたれの間に置く（大きいバッグなどは、貴重品を除いて店に預ける）。
ナプキンの使い方	・食事が運ばれる前に、二つ折りにして膝の上に置く（和服の場合は胸元から下げてもよい）。 ・中座するときは、椅子の上に置く。
ナイフ、フォーク、スプーンの使い方	・料理の出てくる順に、外側から使う。 ・料理をナイフに突き刺して食べない。 ・シルバーウェアを床に落としたときは、自分では拾わず、店の人（ホールスタッフ）に交換してもらう。 ・中座するときは、ナイフとフォークを皿の上に「ハの字」の形に置く。 ・食べ終わったらナイフとフォークをそろえ、皿の上に柄を右に、先を左に向けて横に置く。
酒を飲むとき	・食前酒はお代わりをしない。 ・酒をこぼしたときは、あわてず店の人に合図する。 ・ワインは店の人についでもらう。

(2) 食卓の席次

　日本料理の席次は、床の間の前、あるいは、入り口から遠い席が上座で、正客の席となり、入り口の近くが下座（末席）で、主人の席となります。ただし、実際の席についてはさまざまな状況が加味され、部屋のつくりや、夜景などによって上座が異なることがあります。

　西洋料理の席次は、食事の目的によって変化しますが、一般的には、入り口から遠い席が上座で主賓の席となり、入り口の近くが下座（末席）で、主人の席となります。

　中国料理の席次は、ついたて、あるいは、入り口から遠い席が上座で、主客の席となり、入り口の近くが下座（末席）で、主人の席となります。テーブルは円卓と方卓があり、8人がけが正式です（なお、円卓の中央に回転するターンテーブルがあるものは、日本で考案されたものですが、右回り（時計回り）が原則です）。

▶ いろいろな席次

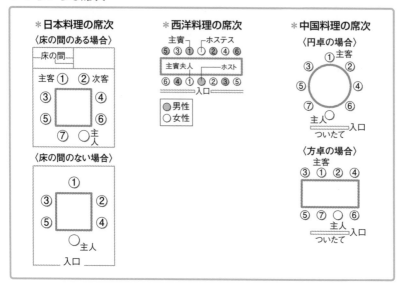

(3) 日本料理のマナー

　一般的に、日本料理では飯椀を左、汁椀を右、奥に主菜・副菜（おかず）の配置にします。日本料理で使われる箸は、右手で箸の中央を持って取り上げ、左手で受けます。そして、右手を下に回して持ち替えて使います。箸を置くときは、左手で受け、右手を上に回して持ち替え、箸の中央を持って置きます（左利きの人は、右手と左手が反対となる）。

▶ 箸の持ち方・置き方

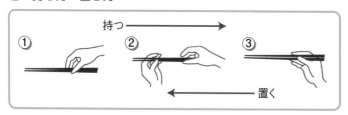

　箸使いには、「嫌い箸」というマナーに反した使い方があります。箸使いのタブーとして代表的なものは、次のとおりです。

- 移り箸…料理を取りかけてから、ほかの料理を取る。
- かき箸…茶碗の縁に口を付け、箸で口の中にかき込む。
- 込み箸…口に入れたものを、箸でさらに中に押し込む。
- 逆さ箸…大皿料理を取り分けるとき、自分の箸の上下をひっくり返して使う。
- 探り箸…汁椀などをかき混ぜて中身を探る。
- 刺し箸…食べ物に箸を突き刺して食べる。
- 直箸…大皿の料理を、自分が使っている箸で取る。
- せせり箸…歯につまったものを取るために、箸をつまようじの代わりに使う。
- 空箸…いったん箸をつけて取ろうとしたものを、器に残して箸を引く。
- たたき箸…箸で器をたたく。
- 涙箸…箸先から汁をたらす。
- にぎり箸…箸を手で握ってもつ。
- ねぶり箸…箸をなめる。
- ふたり箸…2人で1つのものを、箸と箸で受け渡す。
- 振り箸…汁などがついた箸を振って周囲を汚す。
- 迷い箸…どれにしようかと、箸をあちこちの器に動かす。
- もぎ箸…箸についた飯粒を、口にくわえてもぎ取る。
- 持ち箸…汁などを飲むときに、箸を持ったまま椀に口をつける。
- 横箸…箸を2本合わせ、スプーンのようにしてすくって食べる。
- 寄せ箸…箸で器を引き寄せる。
- 渡し箸…箸を茶碗など器の上に乗せる。

(4) 西洋料理のマナー

テーブルマナーは国によって異なりますが、もっとも大切なことは、楽しい時間を一緒に過ごすことです。西洋料理における基本的なマナーは、次のとおりです。

- 左側から着席する。
- 料理が運ばれる前にナプキンはひざの上に置く（首に下げない）。ただし、和服の場合は、胸元から下げてもよい。
- 周りの人と同じくらいの速度で食べる。
- 会話を楽しみながら、雰囲気づくりをする。
- 係の人を呼ぶときは、声を出さない（さりげなく、目で合図して呼ぶ）。
- フォークやナイフなどを床に落したときは、自分では拾わない（店の人に交換してもらう）。

（5）中国料理のマナー

　広大な土地と長い歴史をもつ中国では、料理の種類だけでなく、食事の作法もさまざまです。とはいえ、形式にこだわることよりも、お客様をもてなし、料理を楽しむという雰囲気づくりを大切にすることが重視されています。中国料理の基本的なマナーは、次のとおりです。

- 席次を決める。
- 食事の前に乾杯をする。
- 料理が運ばれたら、接待者（主人）が先に箸をつけ、主客（お客様）に勧める。
- 大皿から自分の皿に移したものは残さない。

2級 （6）パーティーのマナーの基本

　パーティーには、立食パーティーと着席パーティーがあります。それぞれのメリットとデメリットは、次のとおりです。

▶立食パーティーと着席パーティーのメリット・デメリット

形式	メリット	デメリット
立食 パーティー	・カジュアルな雰囲気をつくれる。 ・経済的である。 ・大人数を招待できる。 ・比較的自由に入退場ができる。 ・多数の人と交流できる。	・来場者が少ないと少なさが目立つ。 ・料理が足りなくなることがある。 ・会場内の細部に目が届きにくい。 ・人が会場の隅に固まってしまうことが多い。
着席 パーティー	・緊張感のある雰囲気をつくれる。 ・主役を引き立てやすい。 ・食事と会話をゆっくり楽しめる。	・立食パーティーに比べ、コストがかかる。 ・招待できる人数に制限がある。

　気軽な立食パーティーでも、マナーはあります。具体的には、次のとおりです。少しでもマナーを意識すると、振る舞いを優雅に見せてくれます。しかし、やはり1番大切なことは、たくさんの人との会話を楽しむことです。

・**到着した時**…大きな荷物は、クロークに預ける。

・**料理を取るとき**…未使用の皿を使う。
　　　　　　　コース料理の順に、前菜から取る（料理テーブルを時計回りに回る）。
　　　　　　　温かい料理と冷たい料理は、別の皿に取る。
　　　　　　　汁気がある料理と汁気がない料理は、別の皿に取る。
　　　　　　　自分が食べる分だけ、2〜3品取ったら料理テーブルを離れる（ほかの人の分までまとめて取ったり、取った料理を残すのはマナー違反）。
　　　　　　　大皿から料理を取るときや、一皿に複数の料理が盛られている場合は、料理の中央から取るのではなく端から取るようにする。
　　　　　　　料理テーブルの周りで飲食や立ち話をしない。

・**飲み物を取るとき**…グラスに巻いてある紙ナプキンは外さずに飲む（ナプキンが水滴が垂れるのを防いでくれるため）。
　　　　　　　コーヒーや紅茶は、ソーサーも添えて持つ（無理に片手で持つ必要はないため、両手を使ってもよい）。

・**飲食をするとき**…歩きながら飲食しない。
　　　　　　　アルコールを飲みすぎて周りの人に迷惑をかけない。

・**会話をするとき**…手には飲み物だけを持ち、食べ物の皿や食器はテーブルに置く。

相手が料理を食べていないこと（料理が口に入っていないこと）を確認してから話しかける。

椅子に座って長時間話し込まない。

また、立食パーティーの主催者への配慮として、次のようなことを心がけましょう。

- あいさつやスピーチが始まったら、そちらの話に集中する。
- 料理、飾り付け、会場の雰囲気など、主催者の努力をたたえる言葉をかける。
- 来場したときや中座するときは、主催者にひと言声をかける。

11 食にまつわる言葉

日常生活の中には、「食べ物にまつわる言葉」や「四字熟語」が数多くあります。よく使われるものは次のとおりです。

▶ 食べ物にまつわる言葉とことわざ

言葉・ことわざ	意味・用法	由来
青菜に塩	元気がなく、がっかりした様子のこと	青菜に塩をかけるとしおれることから
秋茄子は嫁に食わすな （※一般的には①の解釈が多い）	① 嫁に食べさせるのはもったいないということ	① **秋茄子はとてもおいしいことから**
	② 子どもに恵まれなくなるため、食べないほうがよいということ	② 秋茄子は種子がないことから
	③ カラダによくないため、食べないほうがよいということ	③ 秋茄子は食べると身体が冷えることから
塩梅	物事の調子や具合、加減のこと	食べ物の味加減では、「塩の塩味」と「梅干の酸味」のバランスが難しいことから
魚心あれば水心	相手が自分に好意を示せば、こちらも好意をもって応対する用意があること	魚に水を親しむ心があれば、水もその気持ちをくみ取るであろうということから
雨後の筍	① 似たような物事が次々と現れ出ること ② 数が少ないうちは値打ちがあったが、たくさん増えてしまって価値が下がること	雨がやんだ後に、筍が続々と生える様子から
独活の大木	カラダばかり大きくて何の役にも立たない人のこと	独活は２ｍほどにまで成長するが、大きくなりすぎると食用にはならず、木材にするにも茎が柔らかくて使えないことから
海老で鯛を釣る	わずかな労力や品物で、多くの利益を得ること	小さな海老で大きな鯛を釣る様子から
沖のハマチ	手にするまで、当てにならないこと	ハマチは回遊魚で、いつ釣れるかわからないことから
火中の栗を拾う	他人の利益のために危険な行動をとり、つらい目にあうこと	猿におだてられた猫が、火の中の栗を拾い、大やけどをしたという寓話から
鴨が葱をしょってくる （「鴨葱」とも）	条件がそろい、願ってもない、このうえない、おあつらえ向きの状態であること	鴨肉と葱は冬が旬であり、２つがそろうとおいしい料理ができることから

(つづき)

言葉・ことわざ	意味・用法	由来
腐っても鯛	落ちぶれても、品格や値打ちを失わないこと	鯛のように上等なものは、たとえ腐っても値打ちを失わないことから
山椒は小粒でもぴりりと辛い	体は小さくても、気性や才覚がすぐれていて、あなどれないこと	山椒は1粒でも十分に辛いことから
棚からぼたもち（牡丹餅）（「棚ぼた」とも）	思いがけない幸運が転がり込むこと	棚の下で口を開けて寝ていたら、棚にあったぼたもちが何かの拍子で落ちてきて口の中に入ったことから
鱈腹食う（冬）	おなかいっぱいになるまで食べること	鱈はたくさんの魚介をエサとして食べるということから
月とスッポン	2つのものの違いが、比較にならないほど大きいこと	「月」も「スッポンの甲羅」も、どちらも丸いので形は似ているが、まったく異なるものであることから
手塩にかける	自分で直接気を配って世話をすること	昔は、食膳に塩を備え、自分の好みの味にして食事をしたことから
豆腐にかすがい（「糠に釘」「暖簾に腕押し」と同義）	意見をしても手ごたえがなく、効果がないこと	やわらかい豆腐には、いくらかすがいを打っても意味がないことから
とどのつまり	最終的に行き着いたところ、思わしくない結果に終わったということ	ボラは成長とともに「ハク、オボコ、スバシリ、イナ、ボラ」と名前が変わる出世魚で、最後は「トド」と呼ばれるということから
煮ても焼いても食えぬ	抜け目がなく悪賢い相手のため、どうしてもこちらのいうことを聞いてくれそうにない、どうしようもないこと	食用でないものは、どのような調理をしても食べられないことから
濡手で粟	苦労せずに、多くの利益を得ること	濡れた手を粟の中に入れると、粟粒がたくさんついてくることから
猫に鰹節	わざわざ過ちを犯してしまいやすい状況をつくってしまい、安心できないこと	猫に好物の鰹節の番をさせれば、当然、食べてしまうことから
花見過ぎたらカキ食うな	カキは花見シーズンを過ぎた頃から産卵期が始まり、身がやせ、鮮度が落ち、食中毒菌が感染しやすくなるため、食べてはいけないということ	冬場に比べてうま味成分であるグリコーゲンが少なく、おいしくないことと、暑い季節は鮮度が保ちにくいことから
花より団子	外見よりも内容を選ぶこと	花を見て楽しむという風情より、団子を食べるという実質的な楽しみを優先することから
河豚は食いたし命は惜しし	結果の恐ろしさを思い、物事をなかなか実行に移せないこと	河豚は食べたいが、毒にあたるのが恐ろしいということから

(つづき)

言葉・ことわざ	意味・用法	由来
まな板の鯉	自力ではどうすることもできない絶体絶命という状況のこと	生きたまま、まな板にのせられた鯉は、自力で逃げだすことができないことから
茗荷を食えば物忘れする	物忘れをしたときに、「茗荷を食べたから」などとこじつけること	茗荷を食べると物忘れするという俗説から
餅は餅屋	物事にはそれぞれの専門家がいるので、専門家に任せるのが一番よいということ	餅は、餅屋が作ったものが一番おいしいということから
われ鍋にとじ蓋	よくないもの同士のこと、または、欠点があるもの同士が仲良くしていること	われた鍋にも、ふさわしい蓋があるということから

2級 ▶ 食べ物にまつわる四字熟語

四字熟語（読み方）	意味
悪衣悪食（あくいあくしょく）	粗末な衣服・粗末な食事を恥ずかしいと思うような人とは語り合う価値がない（「悪」は「粗末」という意味）という言葉が由来であり、簡素な暮らしのこと
医食同源（いしょくどうげん）	病気を治療するための食事も日常生活の食事も、源となる考え方は同じであるということ（「薬食同源」の造語）
衣食礼節（いしょくれいせつ）	生活が豊かになれば、道徳心が高まって礼儀を知るようになるということ（衣食足りて礼節を知る）
一汁一菜（いちじゅういっさい）	1杯の汁と1つのおかずを意味し、質素な食事（粗食）のこと
解衣推食（かいいすいしょく）	自分の着物を着せてあげたり、自分の食べ物を食べさせてあげたりするように、人に厚い恩恵を施すこと
牛飲馬食（ぎゅういんばしょく）	牛や馬のように、大いに飲んだり食べたりすること
鯨飲馬食（げいいんばしょく）	酒を飲む勢いは鯨が海水を吸い込むようであり、物を食べる様子は馬が草を食べるようであるという意味で、飲んだり食べたりする量や勢いがすさまじいこと
縮衣節食（しゅくいせっしょく）	衣食を節約して倹約すること
酒池肉林（しゅちにくりん）	「池に酒を満たし、肉を林のごとく並べた豪華な宴」という意味で、これ以上はないぜいたくな食事のこと
食前方丈（しょくぜんほうじょう）	食事をするときに、席前に1丈四方いっぱいに料理を並べるという意味で、ぜいたくな食事のこと
身土不二（しんどふじ）	身と土は2つのものではない、つまり、身（自分のカラダ）と土（土地からの恵み）は同じものであるということから、カラダにとっては地元の食材を食べることがよいということ

(つづき)

四字熟語（読み方）	意味
粗衣粗食 （そいそしょく）	粗末な食事と粗末な衣服という、簡素な暮らしのこと
箪食瓢飲 （たんしひょういん）	「箪」は竹で編んだ器、「瓢」はヒョウタンで作った器のことで、竹で編んだ器1杯だけのご飯と、ヒョウタンで作った器1杯だけの飲み物を意味し、質素な食事のこと
伴食宰相 （ばんしょくさいしょう）	「伴食」は供として一緒にもてなしを受けるという意味で、高い地位にありながら、ほかの人のなすがままになっている無能な大臣のこと
不時不食 （ふじふしょく）	その季節のもの以外は食べないこと、または、旬のものを大切にすること
無為徒食 （むいとしょく）	何もしないで、ただ遊び暮らすこと
目食耳視 （もくしょくじし）	見栄を張るために外見を飾ること
薬食同源 （やくしょくどうげん）	カラダによい食材を日常的に食べて健康を保てば、特に薬など必要としないということ

第 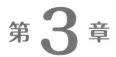 章

食品学に関する知識
～買い物上手になろう～

1 食品の種類と役割

食品は、成分、栄養素、性質、生産形態、用途・カテゴリーなどの着眼点により、さまざまに分類できます。

(1) 成分による分類

食品を成分で分けると、次のようになります。

▶成分による分類

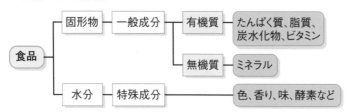

(2) 栄養素による分類

食品のもつ栄養素は、食物として体内に摂り込まれ、次の働きをします。

- **カラダの組織をつくる**…骨格、筋肉、血液、毛髪、爪、臓器などをつくる成分となる。
- **カラダの機能を調整する**…カラダの各機能を正常に保ち、発育を促し、病気に対する抵抗力を調整する。
- **カラダにエネルギーを供給する**…心臓を動かしたり、呼吸をするという基本的なものから、生活活動全般に必要なエネルギーまで供給する。

2級 こうした食品の働きに着目した分類方法には、次の3種類がありま
す。

- **3色食品群**による分類…食品をその働きごとに赤・黄・緑の3つ
  の色で群別したもの。毎食、各群から2種類以上の食品を食べる
  ようにすると、栄養素のバランスがとれた食事になるというもの
  で、学校給食などの栄養指導で活用されている。

  ▶ 3色食品群

群別	働き	食品	おもな栄養素
赤色群	血液や筋肉をつくるもの	魚介類、肉類、牛乳および乳製品、卵類、豆類	たんぱく質
黄色群	力や体温になるもの	穀物類、芋類、油脂、砂糖類	脂質、炭水化物（糖質）
緑色群	カラダの調子を整えるもの	緑黄色野菜、海藻類、淡色野菜、キノコ類	ビタミン、ミネラル

- **4つの食品群**による分類…女子栄養大学元学長香川綾氏が考案し
  た分類方法。食品ごとに80kcalに当たる量を1点とし、1～3
  群より3点ずつ計9点、4群より11点を摂取して、エネルギー
  の調節をするという考え方。

  ▶ 4つの食品群

群別	働き	食品	おもな栄養素
1群	各種の栄養素に富んだもの	牛乳および乳製品、卵類	たんぱく質、脂質、カルシウム、ビタミンA、ビタミンB₂
2群	血液や筋肉をつくるもの	魚介類、肉類、豆および豆製品	たんぱく質、脂質、カルシウム、ビタミンA、ビタミンB₁、ビタミンB₂
3群	カラダの調子を整えるもの	緑黄色野菜、淡色野菜、海藻類、キノコ類、芋類、果実	ビタミンA、ビタミンC、ミネラル、食物繊維
4群	力や体温になるもの	穀物、油脂、砂糖類	たんぱく質、脂質、炭水化物（糖質）

- **6つの基礎食品群**による分類…毎日の食事の中で栄養素のバラン
  スのとれた食事ができるように、食品の組合せを大きく6つのグ

ループに分けて示したもの

▶ 6つの基礎食品群

群	働き	食品	特徴
1群	・筋肉や骨などをつくる。 ・エネルギー源となる。	魚、肉、卵、豆および豆製品	・魚、肉、卵などの**動物性食品**と、豆および豆製品の**植物性食品**とに分けられる。 ・たんぱく質を主な成分とする。 ・脂質やミネラル、ビタミン類も多く含む。 ・大豆は、豆腐や味噌などに加工すると、消化がよくなる。
2群	・骨、歯をつくる。 ・カラダの調子を整える。	牛乳および乳製品、海藻、小魚類	・カルシウムを多く含む。 ・牛乳および乳製品はたんぱく質やビタミンB_2も多く含む。 ・小魚はミネラルやたんぱく質も多く含む。 ・海藻はヨウ素も多く含む。
3群	・皮膚の粘膜を保護する。 ・カラダの調子を整える。	緑黄色野菜	・ビタミンCやカルシウム、食物繊維などを含む。 ・ニンジンやホウレンソウなどはビタミンAも多く含む。
4群	・カラダの調子を整える。	緑黄色野菜以外の野菜、果実	・色の薄い野菜（緑黄色野菜以外の野菜）は、ビタミンCやカルシウムを含む。 ・果実はビタミンCを多く含む。 ・食物繊維も多く含む。
5群	・エネルギー源となる。 ・カラダの調子を整える。	穀物、芋類	・炭水化物を主な成分とする。 ・穀物はたんぱく質やビタミンB_1も含む。 ・芋類はビタミンCや食物繊維も多く含む。
6群	・エネルギー源となる。	脂肪・油脂を多く含む食品	・バターなどの**動物性脂肪**と、ゴマ油などの**植物性脂肪**とに分けられる。 ・脂質を主な成分とする。 ・マヨネーズやドレッシングなど、油脂を多く含む食品も6群に分類される。

(3) 性質による分類

食品の性質による分類には、以下の2つがあります。

▶植物性・動物性の分類

分類	食品
植物性食品	穀類、豆類、芋類、野菜類、果実類、キノコ類、海藻類、種子類など
動物性食品	肉類、魚介類、乳類、卵類

▶酸性食品・アルカリ性食品の分類

分類	食品
酸性食品	米・肉・魚など
アルカリ性食品	野菜・果物・海藻・大豆など

(4) 生産形態による分類

「食品がどのように生産されたか」という観点で分類すると、次のようになります。

▶生産形態による分類

分類		食品
生鮮食品	農産物	穀類、豆類、芋類、野菜類、果実類など
	水産物	魚介類、海藻類など
	畜産物	獣鶏肉類、乳類、卵類など
	林産物	キノコ類、山菜類など
加工食品		調味料、飲料、菓子類、一般食品など

以上、(1) 〜 (4) で紹介した分類のほか、主食、副食（主菜・副菜）、調味料、乳児食品、健康食品、保存食品、嗜好品などに分類する用途による分類、さらに、生鮮食品、日配品、グローサリー（加工食品）、チルド食品、菓子、デザートなどに分類するカテゴリーによる分類などがあります。

2 ▶ 生鮮食品と加工食品

(1) 生鮮食品とは

　食品は、生産形態によって大きく「生鮮食品」と「加工食品」に分けることができ、さらに細分化されます。

　「生鮮食品」とは、生野菜、果物、鮮魚、生肉類など加工をしていない食品のことをいい、大きく次の3つ（生鮮3品）に分けられます。

- 農産物…野菜類、果実類、芋類、キノコ類、豆類、穀類
- 水産物…魚類、貝類、水産動物（イカ、タコ類など）、水産哺乳動物（鯨など）、海藻類
- 畜産物…食肉類、食用鶏卵（卵は殻つき）、乳類

---

(2) 加工食品とは

　「加工食品」とは、生鮮食品などを製造または加工した飲食料品のことをいいます。次に、代表的な加工食品を生鮮食品ごとに示します。

- 農産物の加工品…野菜加工品、果実加工品、デンプン、豆類調製品、麺・パン類、穀類加工品、麦類、粉類、菓子類、茶・コーヒーおよびココアの調製品、香辛料、砂糖類など
- 水産物の加工品…加工魚介類、加工海藻類など
- 畜産物の加工品…食肉製品、酪農製品、加工卵製品など

---

(3) 食品加工の目的と加工方法

　食品加工には、それぞれ次のような目的（主目的）があります。

- 食品の保存性（**貯蔵性**）を高める…長時間あるいは長期間の保存を可能とする。
- 食品を食べやすくする（**可食性を高める**）…切る、細かくする、やわらかくするなどによって、大きさや形、型が変わり、食べやすくする。
- 食品の付加価値を高める…原材料より、おいしくすることで食品の**嗜好性**や**娯楽性**を高めたり、調理の手間を省く加工によって簡便性を高める。
- 食品の安全性を確保する…天日干しや加熱などにより急速な腐敗や劣化を防ぎ、長期間の保存を可能とするだけでなく、食べられない部分や有毒物質、異味・異臭を取り除き、安全に食べられるようにする。
- 食品の栄養価を高める…消化吸収率を高め、栄養素を効果的に利用できるよう加熱処理をしたり、食品のたんぱく価を高める必須アミノ酸や、ビタミン、ミネラルなどを添加することで栄養価を高める。
- 食品の輸送性を高める…可食期間を長くすることで、長距離の輸送や**安定供給**を可能とする。
- 食品の価格下落を防ぐ…農産物は、それぞれ収穫の最盛期が一定のため、生産過剰になった場合は、価格が下落してしまう。そのため、**営業面の目的**（**副目的**）で収穫物の一部を加工貯蔵し、販売量を調整する。

また、加工方法には、次のようなものがあります。

- 生物的加工…カビ（麹カビ、青カビなど）や酵母（ビール酵母、ブドウ酒酵母など）、細菌類（納豆菌、乳酸菌など）などの食用微生物を利用した加工。「**発酵食品**」ともいい、代表例は、パン、納豆、味噌、醤油、ビール、ワイン、ヨーグルト、チーズ。
- 化学的加工…加水分解、中和、酸化などの化学変化を利用した加工。代表例はブドウ糖、果糖、液糖などがある。

- 物理的加工…粉砕（粉など）、洗浄、撹拌、混合、分離、乾燥（魚の開き、干し柿など）、加熱、凍結、燻煙、成形などによる加工。

2級 ● その他の加工…**真空調理**（総菜など）や**含気調理**（砂糖、塩、冷凍食品など）、**無菌充填システム**（生ハム、生ゼリーなど）などによる加工がある。

（4）生鮮食品と加工食品の区分

　生鮮食品は、パッケージ前の処理や、パッケージ方法によって、生鮮食品扱いか加工食品扱いかが分かれます。大まかには、「未処理のもの」「単に冷凍したもの」「単に切断したもの」「同種の生鮮食品を混合したもの（同種混合）」が生鮮食品、「1つの食品（商品）として複数の生鮮食品を混合したもの（異種混合）」「味付け処理をしたもの」「熱を加えたもの」が加工食品となります。生鮮3品ごとに分けると、次の表のようになります。

▶生鮮食品と加工食品の例

	生鮮食品	加工食品
農産物	・単品（キュウリ、タマネギ、ミカン、イチゴなど） ・同種混合したもの（カット野菜（キャベツの千切りと紫キャベツの千切り）など）	・異種混合したもの（キャベツとニンジンのカットサラダなど） ・乾燥したもの（干しシイタケ、切り干し大根、干し柿など） ・塩蔵したもの（塩蔵ゼンマイ、塩蔵山菜ミックスなど） ・ゆでたもの（ゆでたけのこ、ゆで大豆など） ・蒸したもの（ふかしイモなど）
水産物	・単品（アジ、サンマ、生エビ、イカなど） ・味付け処理をしていない切り身（鮭、ブリなど） ・単品の刺身（マグロ、ハマチなど） ・同種混合したもの（刺身（メバチマグロの赤身とメバチマグロの中トロ）など）	・異種混合したもの（イカ・タコ・マグロの刺身3種盛りなど） ・乾燥（素干、塩干、煮干）したもの（干物、シラス、アジの開き、身欠きニシンなど） ・塩蔵したもの（塩サバ、塩蔵ワカメなど） ・味付け処理した切り身（サワラの西京漬、甘塩鮭など） ・表面をあぶったもの（カツオのたたきなど） ・焼いたもの（焼き魚、ウナギの蒲焼など） ・ゆでたもの（ゆでカニ、魚の湯引きなど） ・蒸したもの（蒸しタコなど） ・衣を付けたもの（アジフライ用のフライ種など）

畜産物	・牛肉、豚肉、鶏肉など といった**単品** ・**味付け処理をしていな い同種混合のもの**（牛 カルビと牛ロースの焼 肉セットやスライス肉 など）	・**異種混合したもの**（牛と豚の合い挽き肉など） ・**味付け処理したもの**（牛肉カルビ味付け焼肉用など） ・**表面をあぶったもの**（牛肉のたたきなど） ・**加熱したもの**（ローストビーフなど） ・**衣を付けたもの**（豚カツ用のフライ種など）

※商品の多様化により、一概に「生鮮食品」「加工食品」と分類できない場合もある。

▶異種混合の定義

異種混合の種別	考え方	例	区分
組み合わせ・盛り合わせ	複数の生鮮食品をカットしたものを組み合わせたり、盛り合わせたもので、飲食されることが想定できるもの。	鍋用野菜の盛り合わせ、カットフルーツの盛り合わせ	加工食品
混合	複数の生鮮食品が混合されて、1つの商品としてそのまま飲食、調理されることが想定できるもの。	牛と豚の合いびき肉	

▶日本の調理方法である2種類の「たたき」

①包丁の峰や刃を使って食材をたたく（**火は使わない**）。 ②食材の表面を火であぶる（**火を使う**）。
①は**生鮮食品**（アジのたたき、イワシのたたきなど） ②は**加工食品**（カツオのたたき、牛肉のたたきなど）

3

加工食品の種類

（1）主な加工食品の種類

- 冷凍食品…食材に前処理を施し、急速に凍結させて包装した規格商品。保存温度は食品衛生法では−15℃以下（日本冷凍食品協会の自主基準では−18℃以下）と設定されている。
- チルド食品…−5〜5℃の温度帯（食品の凍結点である−5〜−3℃と、有毒細菌の発育を阻止する温度の限界である3〜5℃の間）で流通販売される商品
- レトルトパウチ食品（レトルト食品）…調理済みの食品をプラスチックフィルムとアルミ箔が何層にも積み重ねられた容器に密閉し、加圧熱殺菌釜の中で高圧加熱殺菌した食品（カレーソース、シチューなど）
- インスタント食品…熱湯、水、牛乳などを注ぐだけで、すぐに食べられる食品（コーヒー、即席麺、即席味噌汁など）
- 2級 真空調理食品…生または前処理された食材をフィルムで真空包装した後、加熱、急速冷却を施した食品
  - 水産練り製品・ソーセージ…魚肉・畜肉などに食塩を入れ、すりつぶし、のり状（ゲル）にして加熱した食品
  - 菓子類…典型的な加工食品（和菓子、洋菓子、スナック菓子など）

（2）飲料の種類

飲料には、製法や原料によって次のような種類があります。

2級 【アルコール飲料】

- 醸造酒…穀類、果実などの糖質原料をアルコール発酵させ、発酵

液をそのまま、あるいは濾過して製品としたもの（**清酒、ビール、ワイン、紹興酒**など）

- 蒸留酒…醸造酒を蒸留したもの。蒸留によりアルコール度数は高くなり、揮発性の香気成分が発生する（**焼酎、ウイスキー、ブランデー、ジン、ウォッカ**など）。

- 混成酒…醸造酒や蒸留酒に香料、甘味料、着色料、調味料などを加えたもの（**味醂、リキュール**など）

【非アルコール飲料】

2級 ● 果実飲料…果実をしぼってつくられた飲料（果汁を薄めて砂糖や香料を加えた飲料もある。果汁100％である場合のみ、「果汁ジュース」と表示される）

- 炭酸飲料…炭酸ガスを含む清涼飲料（サイダー、ラムネ、コーラ飲料など）

- アルカロイド飲料…カフェインなどのアルカロイドを含む飲料（コーヒー、ココア、チョコレート、緑茶、紅茶、ウーロン茶など）

- 乳酸菌飲料（乳酸飲料）…生乳や牛乳、乳製品を乳酸菌または酵母で発酵させたものを主原料とした飲料で、整腸作用があるといわれている。

- 牛乳…搾取したままの牛の乳（生乳）を100％使用し、成分無調整で殺菌したもの

- 加工乳…生乳や牛乳、および、生乳や牛乳を原料として製造された乳製品（全粉乳、脱脂粉乳、クリーム、バターなど）でつくられたもの

- 乳飲料…牛乳や乳製品をもとにつくったもの（果汁、コーヒーなどで風味をつけたもの（コーヒー乳飲料、フルーツ乳飲料など））

- 全粉乳…生乳や牛乳などからほとんどすべての水分を除去し、粉末状にしたもの

- 脱脂粉乳…生乳、牛乳または特別牛乳の乳脂肪分を除去したものから、ほとんどすべての水分を除去し、粉末状にしたもの

4 ▶ 生鮮食品の表示

(1) 食品表示とは

　食品表示は、商品提供者から消費者に向けたメッセージの役割を果たしています。消費者は、正しい選択をするために表示の意味を知っておく必要があります。

　食品表示法は、「JAS法」「食品衛生法」「健康増進法」の3法の食品表示に関する規定を一元化した法律で、2015年4月1日に施行されました。

(2) 生鮮食品の表示の原則

　生鮮食品には、必ず名称と原産地を表示します（畜産物については、名称としての食肉の種類（牛・豚・鶏など）のほか、業界のルールにより部位や用途なども表示）。原産地表示については、農産物、水産物、畜産物ごとに次のような決まりがあります。

▶生鮮3品の原産地表示一覧

区分	国産品	輸入品	備考
農産物	・都道府県名を表示する。 ・市町村名、旧国名、一般に知られている地名でもよい。	・原産国名を表示する。 ・一般に知られている地名（カリフォルニア、フロリダ、山東省など）でもよい。	販売するために、店内で次亜塩素酸ナトリウム水溶液などにより殺菌洗浄処理した場合でも、農産物には実質的な変化を与えないため、生鮮食品となる。
水産物	・水域名または地域名（養殖場が属する都道府県名）を表示する。 ・水域名の特定が困難な場合は、水揚港名や水揚港が属する都道府県名でもよい。	・原産国名を表示する。 ・水域名を併記してもよい。	・冷凍したものを解凍して販売する場合は、「解凍」と表示する。 ・養殖されたものを販売する場合は、「養殖」と表示する。 ・「冷凍」「天然」の表示は任意

| 畜産物 | ・原則は「国産」や「国内産」と表示する。
・都道府県名、市町村名、旧国名、一般に知られている地名（松坂、神戸、米沢など）でもよい。 | ・原産国名を表示する。 | ・「もっとも長く飼養された場所（飼養地）」を表示する。
・「和牛」は日本産まれ、日本育ちの「黒毛和種、褐毛和種、日本短角種、無角和種」の4種と、これら品種間の交配による交雑種を総称した呼称のため、原産地表示にはならない。 |

・複数の原産地の場合は、重量の多い順にすべて表示する（例「キャベツ　群馬県産・長野県産」など）。「その他」や「他」などの省略表示は認められない。
・表示は、漢字、ひらがな、カタカナを用いて、すべて日本語で正確に表示する（外国語による表示や、アルファベットを用いた略称・通称などは不可）。
・生産者がその場で農産物を販売する場合や、生産者が農協に出荷して農協が表示を含め販売の責任をもつ場合などは、原産地表示は不要

2級 (3) 玄米および精米の表示

　容器包装やパック詰めされた玄米・精米は、生鮮食品に区分されるため、名称と原料玄米や単一原料米の表示が必要で、そのほか、内容量、精米時期、販売者（氏名（名称）、住所、電話番号）を表示します。

　また、生産された当該年の12月31日までに容器に入れられたり、包装された精米に限り、「新米」と表示することができます。

▶ 精米表示の例

名称	精米		
原料玄米 (※)	産地	品種	産年
	単一原料米(※)		
	新潟県	コシヒカリ	○○年産
内容量	5kg		
精米時期	○年○月○旬		
販売者	○○米穀株式会社 新潟県○○市○○町○○番地 電話番号：×××-×××-××××		

（※）原料玄米…精米することを前提とした玄米のことで、白米の原料となることから「原料玄米」という。
（※）単一原料米…産地、品種、生産年が同一である原料玄米を用いていることの証明を受けた米のこと。複数の産地と品種と生産年がミックスされたものを「ブレンド米」という。

5 ▶ 加工食品の表示

(1) 加工食品の表示の原則

加工食品の表示項目は、次の8項目です。

▶加工食品の表示項目と内容

表示項目	内容
名称	内容物を表す一般的な名称。商品名ではなく、種類や種類別名称を表示する。
原材料名	原材料と添加物を区分して（または「添加物」の項目を別に設ける）、それぞれ重量の多い順にすべて表示する。原材料が明らかに推察できる場合の表示は省略できる。なお、原則として使用している食品添加物についてはすべて表示しなければならない。
原料原産地名	原材料に占める重量の割合がもっとも高い原材料の原産地名を表示する。
内容量	重量（g、kg）、体積（ml、L）または個数や枚数など数量で表示する。
期限	消費期限または賞味期限を表示する。
保存方法	○℃以下、直射日光を避けるなど、保存方法を表示する。
製造者等	製造者、加工者、販売者などの氏名（法人の場合は法人名）、所在地（住所）を表示する。輸入品の場合は輸入者が表示されることもある。また、製造者などの電話番号の表示は任意。
栄養成分表示	エネルギー（熱量）、たんぱく質、脂質、炭水化物、食塩相当量の順に表示する。

(2) 複合原材料

複合原材料とは、2種類以上の原材料からなる原材料のことをいいます。複合原材料名の次にカッコ書きをし、複合原材料の原材料名を、原則、重量が重い順にすべて表示します。

ただし、複合原材料の原材料が3種類以上ある場合、複合原材料に占める重量が3番目以下かつ複合原材料に占める割合が5％未満のものは、「その他」と表示できます。

▶ 加工食品の表示の例

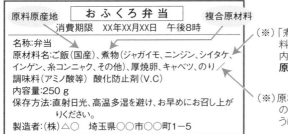

| 原料原産地 | おふくろ弁当 | 複合原材料 |

消費期限　XX年XX月XX日　午後8時

名称:弁当
原材料名:ご飯(国産)、煮物(ジャガイモ、ニンジン、シイタケ、インゲン、糸コンニャク、その他)、厚焼卵、キャベツ、のり/調味料(アミノ酸等)　酸化防止剤(V.C)
内容量:250 g
保存方法:直射日光、高温多湿を避け、お早めにお召し上がりください。
製造者:(株)△○　埼玉県○○市○○町1−5

(※)「煮物」は、複合原材料。「煮物」のカッコ内は、**複合原材料の原材料**

(※)原材料と食品添加物の区切りがわかるようにする。

(3) 加工食品の表示対象

　あらかじめ箱や袋で包装されている加工食品や、缶やびんに詰められた加工食品が表示対象ですが、店内または同一敷地内で製造あるいは加工され、一般消費者に対面販売されるもの(あらかじめパッケージされていない)や、その場で飲食されるもの(総菜バイキングの料理など)、バックヤードで加工している店内調理品を容器に入れて包装したもの(店頭で量り売りされる総菜・パン、注文してから作る弁当など)は、表示対象外となります。

　このほか、表示内容が一部免除されるものとして、次のものがあります。

▶ 食品表示が省略できるもの

表示事項	省略できる条件
原材料名、原料原産地名、栄養成分表示	容器または包装の総面積が30cm^{2}以下であるもの
原材料名	原材料が1種類のもの(缶詰、食肉製品は除く)
内容量	外見上で個数が確認できたり、「1食」や「1人前」が一般的なもの(弁当、おにぎり、サンドイッチなど)
期限、保存方法	品質の劣化がきわめて少ないものとして、農林水産省が示す「加工食品品質表示基準」別表に掲載があるもの(砂糖、食塩、チューインガム、アイスクリームなど)
保存方法	常温で保存すること以外に、保存方法に関して留意すべき特段の事項がないもの
栄養成分表示	栄養の供給源としての寄与の程度が小さいもの。きわめて短い期間で原材料(その配合割合を含む)が変更されるもの

(4) 加工食品の原料原産地表示

2017年9月1日に、新たな原料原産地表示がスタートしました。2017年以前より原料原産地表示が義務づけられていた生鮮食品に近い22の加工食品群と個別4品目「農産物漬物、ウナギ加工品、鰹節、野菜冷凍食品」に、「おにぎり」（消費者が一般的に「おにぎり」と認識できるもの）が追加され、「個別5品目」となりました。

22の食品群の詳細は、次の表のとおりです。

▶ 原料原産地表示が必要な生鮮食品に近い22の加工食品群

区分	内容	例
農産物	①乾燥キノコ類、乾燥野菜、乾燥果実（フレーク状または粉末状にしたものを除く）	干しシイタケ、カンピョウ、切干大根、干し柿、干しブドウ
	②塩蔵したキノコ類、塩蔵野菜、塩蔵果実	塩蔵ゼンマイ、塩蔵山菜ミックス
	③ゆでたキノコ類、蒸したキノコ類、ゆでた野菜、蒸した野菜、ゆでた豆類、蒸した豆類、餡	ゆでタケノコ、ゆでゼンマイ、ゆで大豆、ふかし芋、生餡、うぐいす餡
	④異種混合したカット野菜、異種混合したカット果実、異種混合した野菜・果実・キノコ類	カット野菜盛り合わせ、カットフルーツ盛り合わせ
	⑤緑茶、緑茶飲料	煎茶、玉露茶、抹茶、ほうじ茶
	⑥餅	丸餅、伸し餅、切り餅、豆餅
	⑦炒りさや落花生、炒り落花生、炒り豆類	ピーナッツバター、黒豆せんべい
	⑧黒糖および黒糖加工品	黒糖蜜、黒糖菓子
	⑨コンニャク	板コンニャク、玉コンニャク、糸コンニャク
水産物	⑩素干魚介類、塩干魚介類、煮干魚介類、昆布、干し海苔、焼き海苔、その他干した海藻類	身欠きニシン、アジの開き、シラス干し、だし昆布、ヒジキ
	⑪塩蔵魚介類、塩蔵海藻類	塩サバ、塩数の子、塩イクラ、筋子、塩ウニ、塩蔵ワカメ
	⑫調味した魚介類および海藻類	マグロ醤油漬け、もずく酢、締めサバ
	⑬昆布巻	ニシンの昆布巻、子持ちアユの昆布巻
	⑭ゆでた魚介類、蒸した魚介類、ゆでた海藻類、蒸した海藻類	ゆでダコ、ゆでカニ、蒸しダコ、釜揚げ桜エビ、フグ皮の湯引き
	⑮表面をあぶった魚介類	鰹のたたき、表面をあぶった鯛の刺身
	⑯フライ種として衣をつけた魚介類	衣をつけたカキフライ用カキ、衣をつけたムニエル用太刀魚

畜産物	⑰調味した食肉	塩と胡椒で味付けした牛肉、たれ漬けした牛肉、味付けしたカルビ、味噌漬けした豚肉
	⑱ゆでた食肉、蒸した食肉、ゆでた食用鳥卵、蒸した食用鳥卵	ゆでた牛モツ、蒸した鶏肉、ゆで卵、温泉卵
	⑲表面をあぶった食肉	牛肉のたたき、鶏ささみのたたき
	⑳フライ種として衣をつけた食肉	衣をつけた豚カツ用の豚肉、衣をつけた鶏の唐揚げ用の鶏肉
	㉑合い挽き肉、その他異種混合した食肉	牛と豚の合い挽き肉、成型肉のサイコロステーキ
その他	㉒上記④・㉑に該当しない、生鮮食品を異種混合したもの（切断せずに詰め合わせたものを除く）	ネギ間串、鍋物用の盛り合わせ

2級 また、この新たな原料原産地表示によって、輸入品以外のすべての加工食品についても、原材料のうち重量の比率がもっとも高い生鮮食品（原材料に占める重量の割合がもっとも高いもの）について、原料原産地表示が義務づけられました。

(4)で紹介した22の加工食品群と個別5品目については、従前どおり**原材料に占める重量の比率が50％以上の原材料**に表示義務が発生します。

【対象となる「おにぎり」の範囲】

対象となる「おにぎり」とは、「のり」が販売時にすでに巻かれているものや、食べる前に自ら巻く形態で売られているものなど、消費者が一般的に「おにぎり」と認識できるものをいいます。おかずと一緒に容器包装に入れたものや、巻き寿司、軍艦巻きなどといった、いわゆる「寿司」に該当するものは**対象外**となります。

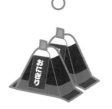 ○

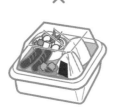 ×

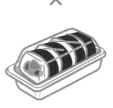 ×

6 加工食品の期限表示

(1) 消費期限と賞味期限

　加工食品は、「日もちしない食品」と「日もちする食品」に分けられ、それぞれ期限表示が異なります。加工食品の期限表示には、次の2つの方法があります。

- 消費期限…定められた方法で保存し、かつ、容器包装が開かれていない場合でも、製造または加工されてから品質が急激に劣化しやすい（日もちしない）食品に記載される期限表示（製造または加工されてから、おおむね5日以内が対象）で、年月日で表示される。
- 賞味期限…定められた方法で保存し、かつ、容器包装が開かれていない場合、品質が急激には劣化しない（日もちする）食品に記載される期限表示（製造または加工されてから、おおむね6日以上が対象）。「おいしさを保てる期限」のことで、直ちに可食できなくなるという意味ではない。年月日（3か月以内の場合）または年月（3か月を超え数年にわたる場合）で表示される。かつては「品質保持期限」と呼ばれたこともある。

　ただし、こうした期限設定には明確な基準はありません。製造者（メーカー）の責任で、科学的・合理的な根拠にもとづき、さらに安全も考慮したうえで設定されています。

(2) 製造年月日・加工年月日の表示

　期限表示のほかに、製造年月日、製造時間や加工年月日、加工時間の表示がある食品もあります。ただし、この製造日・加工日や製造時間は、商品を生産または加工した日・時間（＝商品を商品としてパッケージし終えた日・時間）のことであり、調理した日・時間とは異なるケースもありえます。

7 アレルギー表示と栄養成分表示

（1）食品へのアレルギー表示

　アレルギーの原因となる物質（アレルゲン）が食品を介して体内に侵入することで引き起こされる病気を「食物アレルギー」といいます。近年、乳幼児から成人に至るまで、食物アレルギーをもつ人は増えており、こうした人にとって、アレルギー症状を引き起こす原因物質が食品に含まれているかどうかは重大な問題です。

　食品衛生法では、食物アレルギーの症例数が多いものや、症状が重篤で生命にかかわる可能性がある「特定原材料8品目」を含む加工食品には、食品容器包装へのアレルギー表示が義務づけられています（ただし、加工食品1kgに対して数mg以下の場合は表示不要）。なお、特定原材料8品目に準ずるものとして「特定原材料に準ずる20品目」がありますが、こちらは表示義務はなく、表示奨励品目とされています。

▶アレルギー表示の対象食品

特定原材料8品目 （表示義務品目）	卵、乳、小麦、そば、落花生（ピーナッツ）、エビ、カニ、クルミ ※小麦、卵、乳は「3大アレルゲン」と呼ばれる。
特定原材料に準ずる 20品目 （表示奨励品目）	アワビ、イカ、イクラ、オレンジ、キウイフルーツ、牛肉、鮭、サバ、大豆、鶏肉、豚肉、マツタケ、桃、山芋、リンゴ、バナナ、ゼラチン、カシューナッツ、ゴマ、アーモンド

2級 （2）アナフィラキシーショック

　食物アレルギーによって起きた反応のうち、もっとも激烈なものを「アナフィラキシーショック」といいます。この場合、全身発赤、呼吸困難、血圧低下、意識消失などの症状が現れて、対応が遅れると、死に至る場合もあります。

（3）栄養成分表示

　消費者が食品を正しく選択するために有益な情報になるのが、栄養成分に関する表示（栄養成分表示）です。食品表示法により新たな食品表示基準が

定められ、2015年4月1日より運用されています。新基準によって、**主要5項目**（①エネルギー（熱量）、②たんぱく質、③脂質、④炭水化物、⑤食塩相当量（**①〜⑤の順で表示**））で表示することとなりました（「**食塩相当量**」と「ナトリウム」を併記した表示でも可）。

　なお、主要5項目以外にも栄養成分が表示されている（⑥）ことがありますが、これは商品アピールの一環として、その食品がもつ栄養素のうち優れている栄養素を表示しているものです。

▶ **栄養成分表示の例**

1食（100g）**当たり**

①**エネルギー**	443kcal
②**たんぱく質**	9.5g
③**脂質**	16.6g
④**炭水化物**	63.8g
⑤**食塩相当量**	1.0 g

食塩相当量(g) ＝ナトリウム(mg)×2.54÷1000

⑥**カルシウム**	232mg

8 食品マークの種類

(1) 食品マークの種類

食品には、食品の品質や安全性を表すマーク（**食品マーク**）がつけられています。こうしたマークにより、その商品の内容がわかります。

なお、JASマークについて、従来あった「特定JASマーク」「生産情報公表JASマーク」「定温管理流通JASマーク」が統合され、「特色JASマーク」が設けられました。

▶JASマーク

JASマーク
品位、成分、性能等の品質についてのJAS規格（一般JAS規格）を満たす食品や林産物などに付される。

有機JASマーク
有機JAS規格を満たす農産物などに付される。有機JASマークが付されていない農産物と農産物加工食品には「有機○○」などと表示することはできない。

[規格の内容]
特色JASマーク
「特色JASマークにより、日本産品・サービスのさらなる差別化・ブランド化に向け、消費者の皆様に高付加価値性やこだわり、優れた品質や技術などを分かりやすくアピールすることが期待されます」（農水省発表文書より）

統合　※2022年4月1日より、新JASマークに移行。

    定温管理流通

特定JASマーク
特別な生産や製造方法についてのJAS規格（特定JAS規格）を満たす食品や、同種の標準的な製品に比べ品質等に特色があることを内容としたJAS規格（りんごストレートピュアジュース）を満たす食品に付されている。

生産情報公表JASマーク
「生産情報公表JAS規格」を満たす方法により、給餌や動物用医薬品の投与などの情報が公表されている牛肉や豚肉、生産者が使用した農薬や肥料などの情報が公表されている農産物などに付されている。

定温管理流通JASマーク
製造から販売までの流通行程を一貫して一定の温度を保って流通させるといった、流通の方法に特色がある加工食品に付されるマーク。米飯を用いた弁当類（寿司、チャーハン等を含む）について認定を受けることができる。

▶その他の食品マーク

	飲用乳の公正マーク ※業界の公正競争規約のために自主的に作られたもの	〈対象〉 全国飲用牛乳公正取引協議会が適正な表示をしていることを認めた牛乳、加工乳、乳飲料など
	Eマーク （地域特産品認証制度）	〈対象〉 都道府県が認証した地域の特産品
	特別用途食品マーク	〈対象〉 乳児用、幼児用、妊産婦用、病者用など特別の用途に適する食品
	特定保健用食品マーク ※通称：「トクホマーク」	〈対象〉 健康の維持・増進と病気の予防に役立てることを目的とする食品

(2) リサイクルマークの種類

　食べ物・飲み物のパッケージについている**リサイクルマーク**により、パッケージの原料がわかります。

▶主なリサイクルマークの例

アルミ缶

スチール缶

ペットボトル

紙製容器包装

プラスチック製容器包装

飲料用紙容器

段ボール

ガラスびん（※）

※「リターナブルマーク」ともいい、再使用（リユース）可能な容器をいう。

2級 (3) 保健機能食品制度

　健康食品と呼ばれているもののうち、一定の条件を満たすものは、「保健機能食品」として販売することが認められています。この制度を「保健機能食品制度」といい、食品の目的や機能などの違いにより、次のように「特定保健用食品」「栄養機能食品」「機能性表示食品」の3つに分けられています。

- **特定保健用食品**…食品中に含まれる特定の成分が、健康の維持促進に役立つことが科学的に証明され、保健の用途・効果を表示できる食品。国（消費者庁）による審査が必要で、消費者庁長官から許可されたものにのみ、「お腹の調子を整える」「食後の血中中性脂肪が上昇しにくい」などの表示やトクホマーク（特定保健用食品マーク。P.116参照）をつけることができる（食品は、病気を治療するものではないため、医薬品や医薬部外品のような効能・効果の表示は不可）。

- **栄養機能食品**…通常の食生活を行うことが難しく、1日に必要な栄養成分を摂れない場合に、栄養成分の補給・補完のために利用する食品。栄養機能食品と表示して販売するには、国で定めた1日当たりの摂取目安量に含まれる栄養成分量の上限値・下限値の規格基準（ビタミン13種類・ミネラル6種類、n-3系脂肪酸1種類についての基準）に適合し、定められた表示（栄養機能、注意喚起、消費者庁長官による個別審査を受けたものではない旨など）を行っていることが必要（表示にあたっての許可申請や届出は不要（国が設定した基準を満たせば表示可能））。

- **機能性表示食品**…2015年4月1日より開始された表示。事業者の責任において、販売前にその食品の安全性と機能性の根拠に関する情報などを消費者庁長官に届け出たうえで（届出制。個別の許可は不要）、科学的な根拠に基づいた機能性を表示した食品。

9 有機農産物と特別栽培農産物

(1)「有機」を認定するシステム

「有機○○」という表示を見たことがあると思いますが、こうした農産物、あるいは農産物加工品の基準は、JAS法によって厳格に規定されています。

有機農産物（化学農薬、化学肥料および化学土壌改良剤の使用を中止してから規定の年数（**多年生作物**は**3年以上**、**単年生作物**は**2年以上**）を経過し、堆肥などによる土づくりをした農地で栽培された農産物）および有機農産物加工食品（食塩および水の重量を除いた原材料のうち、有機農産物や有機加工食品以外の原材料の占める割合が5％以下であって、食品添加物の使用が必要最低限で製造または加工された食品）に適合したものには、商品に、「有機○○」「有機栽培」「有機農産物」といった表示や有機JASマークを付すことが登録認定機関によって許可されます。監査は申請時だけでなく、認定後も毎年行われ、違反したときは罰則の適用があります。

(2) 特別栽培農産物

「特別栽培農産物」とは、農薬および化学肥料の使用状況について、その農産物が生産された地域で慣行的に行われているレベルよりも50％以下（**農薬・化学肥料を50％以上減らした農産物**）である農地で生産された農産物をいい、都道府県の認証が必要です。

かつては「無農薬栽培」「減農薬栽培」「無化学肥料栽培」「減化学肥料栽培」と表示されるものがありましたが、現在はすべて「特別栽培農産物」に統一されています。

10 遺伝子組換え表示

（1）遺伝子組換えの表示義務

　現在のところ、日本では、遺伝子組換え農産物は商業的には生産されていませんが、輸入品には、遺伝子組換え農産物があったり、遺伝子組換え農産物が原材料として使用されている加工食品もあります。このため、厚生労働省により、2001年4月から、製造業者や輸入業者に対し、遺伝子組換え表示が義務化されました。主な表示対象や表示内容は、次のとおりです。

- 遺伝子組換え農産物（ジャガイモ、大豆、テンサイ、トウモロコシ、菜種、綿実、アルファルファ、パパイヤ、からしなの9農産物）…「遺伝子組換え」との表示義務あり。
- 遺伝子組換え農産物（9農産物）を主な原料とする加工品（下表参照）…「遺伝子組換え」との表示義務あり。
- 遺伝子組換え不分別食品…「遺伝子組換え不分別」との表示義務あり。
- 遺伝子組換えではない食品…「遺伝子組換えでない」との表示は任意（表示義務なし）。

▶遺伝子組換え表示の対象食品

表示義務のある食品	豆腐、油揚げ類、納豆、味噌、コーンスナック、菓子、ポップコーン、コーンスターチなど ※原材料に占める重量の割合が上位3位以内で、かつ全体に占める重量の割合が5％以上のものに表示義務がある。
表示義務のない食品	醤油、大豆油、綿実油、菜種油など ※醤油や食用油（大豆油、綿実油、菜種油）などの食品については、遺伝子組換えDNAをもたないことや、DNAによってたんぱく質が残留しないことを理由に、非遺伝子組換え扱いとなった。

2級 （2）遺伝子組換え表示の問題点

遺伝子組換え表示には、次のような問題点が指摘されています。

- 流通段階では遺伝子組換えのものかどうか分別されていない状態の原材料を使用する場合、「不分別」というあいまいな表示になること
- 表示対象が、原材料に占める重量の割合が上位3位以内で、かつ全体に占める重量の割合が5％以上のものにかぎられていること
- 食用油や醤油などの一部の加工食品は、組換え遺伝子（DNA）や、そのDNAによるたんぱく質が残留しないとして、非遺伝子組換え農産物扱いとなっていること
- 指定食品の表示に限られていること
- 原材料以外の食品に添加される食品添加物は対象外とされていること
- 容器包装の面積が30cm^{2}以下の場合は表示を省略できること
- 対面販売（総菜、飲食店など）は対象外となること

以上のように表示対象が限定されていることから、現状では遺伝子組換え農産物の多くが表示対象外となっています。

第 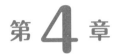 章

衛生管理に関する知識

～段取り上手になろう～

1 食中毒の種類と原因

（1）食中毒の原因

　食中毒とは、「食中毒の原因となる細菌・ウイルス・カビが混入・付着した飲食物やその包装容器などが原因で起こる急性の健康被害」をいい、代表的な症状として、風邪に似た頭痛、発熱などや、腹痛、下痢、嘔吐などの胃腸障害が挙げられます。

　食中毒の原因は、大きく次の4つに分類されます。

- **細菌による食中毒**…「細菌性食中毒」と呼ばれ、食品中に混入した細菌によって発生する。
- **自然毒による食中毒**…動物または植物の有毒成分（自然毒。動物性自然毒はフグ毒（テトロドトキシン）や貝毒（テトラミン）など、植物性自然毒は毒キノコ（アマトキシン）、ジャガイモの芽（ソラニン）、トリカブト（アコニチン）、青梅（アミグダリン）など）によって発生する。
- **ウイルスによる食中毒**…ノロウイルスやA型肝炎ウイルス、E型肝炎ウイルスなどの有害なウイルスが、人の体内で増殖することによって発生する。
- **化学物質・カビ毒・寄生虫による食中毒**…砒素やシアン化合物、メチル水銀、農薬などの有毒な化学物質や、食物へのカビの産生にともなう有毒物質（カビ毒。ピーナッツのアフラトキシン（総称：マイコトキシン）など）、鮮度が低下した魚介類やその加工品に大量に含まれるヒスタミンなどを摂取することで発生する。

（2）細菌性食中毒の種類

　細菌性食中毒は、下表のように感染型、食品内毒素型、生体内毒素型の3つに分類できます。感染型は食品とともに体内に入った細菌が病原性をもつ

ことが原因となり、食品内毒素型と生体内毒素型は食品とともに体内に入った細菌が毒素をつくり出すことが原因となります。

▶ 細菌性食中毒の分類と特徴

分類	特徴	主な菌の種類	一般的な潜伏期間(※)
感染型	● 潜伏期間が長いものが多い。 ● 加熱調理で死滅する。	サルモネラ菌	8～48時間
		腸炎ビブリオ	10～18時間
		カンピロバクター	48～168時間 (2～7日)
食品内毒素型	● 潜伏期間が短いものが多い。 ● 耐熱毒素は加熱調理では死滅しない。	黄色ブドウ球菌	1～3時間
		セレウス菌：嘔吐型	1～5時間
		ボツリヌス菌	12～36時間
生体内毒素型	● 潜伏期間が長いものが多い。 ● 加熱調理で死滅する。 ● 芽胞は熱に強い。	腸管出血性大腸菌(※)	24～216時間 (1～9日)
		セレウス菌：下痢型	8～16時間
		ウエルシュ菌	8～20時間

(※) 潜伏期間…病原菌が体内へ侵入してから食中毒を発症するまでの期間をいう。
(※) 腸管出血性大腸菌…代表的なものに「O157」があるが、大腸菌の表面にあるO抗原と呼ばれる構造の157番目に番号が付与されたことから「O157」となった。

　細菌は、一定の条件が整うと爆発的に増殖します。具体的な条件は次のとおりです。

▶ 細菌増殖の3条件

条件	特徴
温度	増殖適温は病原菌によって異なるが、30～40℃程度の温度帯がもっとも増殖しやすい。
湿度	水分を多く含む食品ほど病原菌が増殖しやすい。
栄養素	たんぱく質(アミノ酸)や糖質、ビタミンなどがあると病原菌が増殖しやすい。

(3) 主な食中毒の種類

　原因物質が判明した食中毒の約40%が、細菌による食中毒とウイルスによる食中毒です。特に、細菌による食中毒は、全体の約30%を占めています。

　主な食中毒の種類や特徴は次の表のとおりです。

▶主な食中毒の種類と特徴

細菌性

種類	原因食品	特徴	症状	予防方法
サルモネラ菌（感染型）	肉、鶏卵など（鶏卵は、殻だけでなく、中身も汚染されていることもある）	● 家畜、ニワトリ、ペットなどの腸内に存在する。 ● 熱に弱い。	発熱、へそ周辺の腹痛、下痢、嘔吐など。水様便や血便が出ることもある。	● ネズミ、ゴキブリなどの害虫を駆除する。 ● 十分に加熱調理する。 ● 食肉類や卵を生で食べない。
腸炎ビブリオ（感染型）	生鮮魚介類など（まな板や包丁などから二次汚染した弁当などが原因になることもある）	● 真水や熱に弱い。 ● 海水（塩分）を好み、塩分3〜5％で増殖する。 ● 増殖速度が速い。	激しい上腹部の痛み、下痢、発熱、嘔吐、悪寒など	● 食材をよく水で洗う。 ● 十分に加熱調理する。 ● 調理器具や布巾を熱湯消毒する。
カンピロバクター（感染型）	肉料理、飲料水（特に鶏肉の加熱不足が原因で急増する）	● 鶏、豚、牛などの腸管に存在する。 ● 微好気性で、酸素濃度が5〜15％という条件で増殖する。 ● 常温の空気中では徐々に死滅する。 ● 熱や乾燥に弱い。 ● 少量の菌で発症する。	腹痛、下痢、発熱、血便	● 十分に加熱調理する。 ● 井戸水は塩素消毒または煮沸殺菌をする。
黄色ブドウ球菌（食品内毒素型） 毒素：エンテロトキシン	食品全般	● 人の鼻・のどの粘膜や、傷口、あかぎれなどに広く存在する。 ● 切り傷などを化膿させるため、化膿菌とも呼ばれる。 ● 菌自体は熱に弱いが、増殖するときに生まれる毒素は熱に強い	激しい嘔吐、下痢、腹痛など	● 手や腕に傷口があるときは、調理の際、使い捨て手袋などを使う。 ● 手指の洗浄、消毒を徹底する。
ボツリヌス菌（食品内毒素型） 毒素：A型〜G型（特にA型・B型・E型・F型）	嫌気性食品（いずし、ソーセージやハム、肉類のびん詰、缶詰、真空パックなどの食品）	● 易熱性（※）の神経毒 ● 土壌や河川、海岸などに広く存在する。 ● 菌自体は熱に強いが、産生される毒素は熱に弱い。 ● 毒性が非常に強い。 ● 酸素があるところでは繁殖しない。 ● 食品内毒素型の中では、潜伏期間が比較的長い。	● 頭痛や手足の痛みとともに、嘔吐、下痢が起きる。 ● 呼吸障害などを発症した場合は、死に至ることもある。	● 十分に加熱する。

124

腸管出血性大腸菌（生体内毒素型）毒素：ベロ毒素	飲料水、肉類（保存や調理過程で、他の食材を汚染することがある）	● 病原性大腸菌の一種 ● たんぱく質（毒素）を出す。 ● 感染力が非常に強く、集団食中毒を引き起こしやすい。 ● 真水や熱に弱い。 ● 赤痢の症状（激しい腹痛、下痢、血便など）と見分けがつかない。	下痢、腹痛、風邪の症状から、血便、激しい腹痛に変化する。	● 十分に加熱する（中まで熱を通す）。 ● 調理器具を乾燥させ、清潔にしておく。 ● 定期的に水質検査をする。
ウエルシュ菌（生体内毒素型）毒素：エンテロトキシン	カレー、シチュー、スープ、グラタン（食べる日の前日に大量に加熱調理され、大きな容器のまま室温で保存されていた食品が原因となる）	● 人や動物の腸管、土壌に存在する。 ● 学校など集団給食を提供する施設での食中毒が比較的多く見られる。	● 腹痛、下痢（嘔吐や発熱は少ない） ● 症状としては比較的軽い。	● 前日調理は避け、加熱調理したものはなるべく早く食べる。 ● やむを得ないときは、小分けにしてから冷却して保存する（食事に出す前に十分に再加熱する）。
セレウス菌（食品内毒素型）毒素：セレウリド（嘔吐型）	チャーハン、ピラフ、オムライス、スパゲティ	● 土壌、水中、ほこりなどに芽胞の形で存在する。 ● 農産物などを広く汚染する。 ● 日本で多発する。	嘔吐、腹痛	● 調理後の食品は室温に放置しない（特に、残りご飯の使用に注意する）。 ● 再加熱は十分に行う（中まで熱が通るように加熱する）。
セレウス菌（生体内毒素型）毒素：エンテロトキシン（下痢型）	肉製品、プリン、スープ、ソース	● 土壌、水中、ほこりなどに芽胞の形で存在する。 ● 農作物などを広く汚染する。 ● 欧米で集団発生した例もある。	腹痛、下痢	● 調理後の食品は室温に放置しない（特に、残りご飯の使用に注意する）。 ● 再加熱は十分に行う（中まで熱が通るように加熱する）。

（※）**易熱性**…熱に不安定なことで、熱に強いという意味の「耐熱性」の反対語として使われます。

ウイルス性				
種類	原因食品	特徴	症状	予防方法
ノロウイルス	生ガキ、ホタテ、アサリなどの二枚貝 （十分加熱していないもの）	● 人のみが感染するウイルス性食中毒 ● 冬季に多発する（特に、12～1月）。 ● 年間を通じての発生が確認されている。	腹痛、下痢、発熱、嘔吐、頭痛など（風邪の症状と似ている）	● 十分に加熱する（中まで熱を通す）。目安は、85～90℃で90秒以上 ● 人から人への感染を予防する。

2 食中毒の予防

(1) 食中毒予防の3原則

　細菌性食中毒が多発するのは、**6〜10月の高温多湿の時期**です。ただし、冬でも暖房による室温上昇で、細菌の増殖に適した温度になることもあるので、油断は禁物です。

　一方、ウイルスによる食中毒は11〜3月に多く、ノロウイルスは、**特に12月〜1月に多発**します。このように、食中毒の予防には1年を通しての対策が必要です。

　特に以下の3原則の順守が重要です。

- 清潔「細菌をつけない」…生の魚や肉、野菜、さらに手指についた細菌などが、手や調理器具などを介してほかの食品を汚染（二次汚染）することもあるため、調理の際は新鮮な食材を使うとともに、手指、調理器具、容器類は、食品を扱う前に洗浄・殺菌しておく。
- 迅速「細菌を増やさない」…細菌は時間の経過とともに増殖するが、一定量まで増殖しなければ食中毒は発生しないため、食材は調理前によく洗い、調理後は速やかに食べることが重要。また、5〜10℃は増殖しにくくなるため、保存する場合は、必ず冷蔵庫に入れる。
- 加熱「細菌を殺す」…熱に弱い細菌や毒素は少なくないため、加熱が有効なケースは多い（熱に強い毒素もあるため、過信は禁物）。加熱の際は、食品の中心部まで十分に加熱する。

---

(2) 場面別食中毒予防のポイント

　家庭における食中毒予防のポイントについて、次の7つの場面に分けて紹介します。

【場面1】 食品の購入時

- 期限表示…特に、消費期限の日付をよく確かめる。
- 肉・魚・野菜…肉や魚の汁（**ドリップ**）や水分で漏れる可能性がある食品は、ビニール袋などにそれぞれ分けて入れる。
- 生鮮食品類…冷蔵や冷凍などの温度管理が必要な食品は、最後に買う（帰途も寄り道はせず、早く持ち帰る）。

【場面2】 食品の保存時

- 生鮮食品類…冷蔵や冷凍などの温度管理が必要な食品は、帰宅後すぐに冷蔵庫の冷蔵室や冷凍室に入れる。なお、冷蔵室への食品の詰め込みすぎに注意する（目安は容量の70％程度）。
- 肉・魚・野菜…ドリップや水分などがほかの食品につかないよう、ビニール袋や専用容器に入れる。
- 冷蔵室・冷凍室の温度管理…冷蔵室は10℃以下、冷凍室は－15℃以下に保つ。

【場面3】 調理の下準備時

- 手洗い…手は必ず、事前にしっかり洗う。生の肉・魚・卵などを扱ったときも、その都度手洗いを行う。
- 包丁・まな板…生の肉や魚を切ったときの包丁・まな板は、洗わないままで野菜や果実など生で食べる食品に使わない。なお、可能であれば、包丁・まな板は、肉用、魚用、野菜用と別々にそろえ、使い分けるとよい。
- 肉・魚・野菜…ドリップや水分などが、野菜や果実など生で食べる食品や調理済みの料理につかないようにする。
- 解凍…解凍や冷凍を繰り返すことで食中毒菌が増殖するおそれがあるため、解凍の際はその料理に使う量だけを解凍する。

- 洗浄…包丁、まな板、食器、布巾、スポンジ、たわしなどは、使用後はすぐに洗剤と流水でよく洗う。
- 消毒…包丁、まな板、食器などは、洗浄後に熱湯をかけると消毒効果が上がる。布巾の汚れがひどい場合は、漂白剤に一晩浸しておくと洗浄効果、消毒効果がともに上がる。スポンジ、たわしなどは、塩素剤に漬けると消毒効果がさらに上がる。

【場面4】 調理時

- 加熱調理…十分な加熱（食品の中心温度が最低75℃以上の状態で1分以上が目安）を心がける（ノロウイルス予防としては、食品の中心温度が85〜90℃以上で90秒以上の加熱が目安）。
- 中断時…調理を中断する場合は、そのまま放置せず冷蔵庫に入れる。
- 再調理時…加熱するものは、中まで十分に熱を通す。

【場面5】 食事時

- 手洗い…食卓に着く前に、必ず手を洗う。
- 温度管理…調理された料理は、できるだけ速やかに食べる（温かくして食べる料理は温かいうちに、冷やして食べる料理は冷えているうちに食べる）。
- 保存…調理途中・調理後の料理は、室温で長く放置しない（10分放置するだけで細菌が2倍に増殖するものもある）。

【場面6】 片付け時

- タオル・布巾…清潔で乾燥したものを使う。使用後は、熱湯または漂白剤などを使って消毒する。煮沸すると、さらに消毒の効果が上がる。また、洗った後は、風通しのよいところで保管する。
- スポンジ・たわし…食器や調理器具を洗う際に使ったものは、すぐに

洗剤と流水でよく洗って乾かす。

- 流し台…調理する場所だけでなく、流しや三角コーナーも毎日きれいに洗い、清潔な状態にしておく。
- 食器・調理器具…食後の食器や調理器具を水に浸したまま放置しておくと、細菌が繁殖するため、速やかに洗って片付ける。包丁やまな板なども、使用後は、熱湯または漂白剤などを使って消毒する。

【場面7】料理の保存時

- 保存…残った料理は、清潔な食器を使って保存する。できるだけ早く冷えるよう、浅い皿や容器に小分けにする。
- 廃棄…時間が経ちすぎた料理や、少しでもおかしいところがある料理は、思い切って捨てる。
- 再加熱…残った料理を温め直すときは、料理の中心まで十分に加熱する。

2級 (3) 衛生管理の活動

食品製造工場、食品倉庫、食品売り場、調理場などにおける食中毒予防のポイントは、衛生管理のための5S活動（「整理、整頓、清掃、清潔、躾（習慣づけ）」の5つのSから）の実践です。

- 整理…必要なものと不必要なものを分け、不必要なものを取り除く。
- 整頓…必要なものは決められた場所に置き、使用したら元の場所に戻す。
- 清掃…調理台・調理器具からゴミやほこりを取り除く。
- 清潔…洗濯またはクリーニングした衣類を着用し、身だしなみを整える。
- 躾…衛生管理に関する教育や研修、指導などを行い、習慣づける。

近年は、この5項目に「**洗浄**」「**殺菌**」を加えた7S活動が主流となってきています。

- 洗浄…食器、調理器具、手指、食品などの汚れや有害物質を水や洗浄剤（洗剤）で取り除く。
- 殺菌…伝染病菌や食中毒菌などの有害微生物を死滅させる。

3 殺菌と洗浄の基本

（1）殺菌の方法

　殺菌とは、伝染病菌や食中毒菌などの有害微生物を死滅させることです。その方法には、加熱殺菌、煮沸殺菌、乾熱殺菌、薬剤（**次亜塩素酸ナトリウム、逆性石けん、さらし粉**）殺菌、紫外線殺菌、放射線殺菌、音波殺菌などの方法が挙げられます。

　広い意味では、次の消毒、除菌、滅菌、静菌、抗菌も殺菌に含まれます。

- 消毒…微生物（細菌）を死滅または減少させ、感染力のない安全な状態にすること。アルコール消毒、日光消毒、煮沸消毒などがある。特にアルコール消毒は、アルコールが食品成分であることから、安全な消毒剤として手指、容器、調理器具、作業台などの消毒に有効。ただし、60〜85%程度の高濃度水溶液を用いる必要があること、病原微生物、カビ、ウイルス、白癬菌などに効果がある一方で、芽胞細菌には効果がないなどの留意点がある。
- 除菌…有害微生物を除去すること。濾過、沈殿、洗浄（石けん洗浄、水洗い）などの方法がある。ただし、細菌、カビ、酵母などは除去されるものの、ウイルスや微生物のつくり出す毒素や代謝物質（代謝生成物）や酵素は除去できない点に注意する。
- 滅菌…食品や調理器具に付着している微生物の大半を死滅させ、ほぼ無菌の状態にすること。火炎殺菌、乾熱殺菌、高圧殺菌、高圧蒸気殺菌などがある。
- 静菌…微生物の活動を阻止または抑制し、それ以上繁殖させないようにすること。冷蔵、冷凍などがある。
- 抗菌…微生物の発生、生育、増殖を阻止または抑制することで、静菌と滅菌の中間的な位置づけ。学術的な明確な定義はない。

（2）洗浄の重要性

　洗浄は、水や洗浄剤（洗剤）で食器や調理器具、手指、食品などの汚れや有害物質を**取り除く**ことです。洗浄は**衛生管理の基本**であり、衛生的でおいしい料理をつくるうえでもっとも大切なことです。「**きれい**」と「**清潔**」は**異なる**という意識をもって、食材の洗浄や厨房（台所）の調理器具の洗浄はもちろん、調理する人の手指の洗浄も徹底しましょう。

▶手洗いの順番

①水で手を濡らし、石けんをつける。
②手全体、指、指と指の間、指先をハンドブラシで洗う（30秒以上）。
③石けんを水で洗い流す（20秒以上）。
④**逆性石けん**^{（※）}液をつけ、もみ洗いする（30秒以上）。
　（※）**逆性石けん**…一般の石けんとは異なり、殺菌力が強いため、消毒薬として使用されている無味無臭の石けん。ただし、一般の石けんと混ぜると効果がなくなる。
⑤水ですすぐ（20秒以上）。
⑥ペーパータオルまたは温風器で、水気を取る。

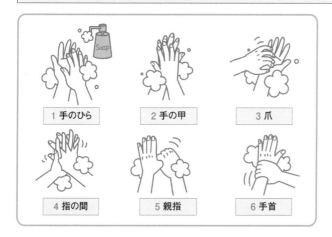

　また、**洗浄剤**については、食品衛生法の「洗浄剤の成分規格」と「洗浄剤の使用基準」において、「毒性がない」「食品を変質させない」「食品の食材中に浸透、吸着・残留がない」「少量で効果がある」といった基準・規格が設けられています。
　洗浄剤を選ぶ際には、成分表示をよく見て、洗浄・除菌効果だけでなく、できるだけ安全性の高いものを選ぶようにしましょう。

4

食品の変質と原因

(1) 食品の化学変化

食品は、時間の経過などによって、次のような化学変化が起こります。

- 変質…食品を長時間放置したことなどによって、外観や内容に変化が生じること（腐敗・変敗・発酵などの総称として扱われることもある）。乾燥や変色、変形のほか、異臭や有害物質が発生することもある。
- 腐敗…食品中のたんぱく質が微生物（腐敗細菌）によって分解され、食用に適さなくなる（＝腐った状態になる）こと。悪臭（たんぱく質が細菌で分解されて生じるアミン類や含硫化合物などが原因）の発生や、味わいの変化（刺激の強い味になる）が発生する。
- 変敗…油脂が劣化して、食用に適さなくなること。異臭や粘り気の発生、色や味が悪くなるほか、過酸化脂質などの有害物質が生成されることもある。
- 発酵…微生物の作用によって食品中の有機化合物が分解され、ほかの化合物になること。カラダに有益な食用のアルコールや有機酸（乳酸、酢酸など）が発生する。発酵の過程で食品のうま味や風味が増加すること（熟成）もある。

2級 (2) 変質の原因

食品の変質は、化学作用によるもの、物理作用によるもの、微生物の繁殖によるものの3つに大別されます。

- 化学作用…食品に含まれる酵素と、大気に含まれる酸素がかかわる変質（油脂の酸化による肉類や魚類などの変質）。高温によって、化学作用が促進されることもある。

- 物理作用…光線や水分、温度などがかかわる変質（光線による食品の変色や酸化、水分による変色やカビの発生など）
- 微生物の繁殖…食品に含まれる微生物がかかわる変質（たんぱく質性食品が腐るという**有害な変質**のほか、炭水化物が分解されてアルコールや有機酸を生成するという**有益な変質**もある。前者が腐敗、後者が発酵）

（3）食品と微生物の関係

　微生物は、人や動植物の病気を引き起こす有害微生物と、あらゆる生物が生きていくために直接または間接に働く有益微生物に分けられます。

2級　有害微生物の代表格は腐敗細菌ですが、特に有害なものとして消化器系伝染病菌、食中毒菌、糸状菌があります。

▶有害微生物の種類

種類	微生物の例
消化器系伝染病菌	赤痢菌、腸チフス菌、パラチフス菌、コレラ菌
食中毒菌	枯草菌、馬鈴薯菌、プロテウス菌、セラチア菌、大腸菌など
糸状菌	アフラトキシン（発がん性カビ毒）

　一方で、食品の製造、加工、保存の面でプラスに働く有益微生物は、カビ、酵母、細菌の3つに分類されます。それぞれの特徴や性質は次のとおりです。

- **カビ**…菌糸と呼ばれる細長い細胞で構成され、自然界に広く生息し、胞子は空中に浮遊している。食品に付着すると、適度な温度・湿度・栄養分・空気という条件がそろうことで繁殖し、食品を変質させる（**麹カビ属、青カビ属、ケカビ属など**）。
- **酵母**…窒素物や無機質を含んだ微酸性の糖液の中で、25〜30℃のときにもっとも発育する（**アルコール酵母（ビール酵母、ブドウ酒酵母など）、パン酵母など**）。

- **細菌**…酸素がなければ生育しないもの、酸素があると生育しないもの、酸素の有無にかかわらず生育するものがある（**納豆菌、酢酸菌、乳酸菌など**）。

有益微生物による発酵がもたらす加工食品の例は、次のとおりです。

▶発酵（有益微生物）による食品加工の例

加工の種類	微生物の種類	食品例
酵母によるもの	ビール酵母	ビール
	ブドウ酒酵母	ワイン
	酵母	果実酒
	酵母	**蒸留酒**
	パン酵母	パン
カビによるもの	麹カビ	**鰹節**
細菌によるもの	納豆菌	納豆
	乳酸菌	ヨーグルト
	酢酸菌	**食酢**
カビと酵母によるもの	麹カビ・清酒酵母	清酒
	麹カビ・焼酎酵母	**焼酎**
カビと細菌によるもの	青カビ属やケカビ属・乳酸菌	**チーズ**
細菌と酵母によるもの	乳酸菌・酵母	**漬物**
カビ・酵母・細菌によるもの	麹カビ・醤油酵母・各種細菌	醤油
	麹カビ・酵母・細菌	**味噌**

（4）食品の変質防止（保存方法）

食品の変質を防ぎ、安全に保存する主な方法として、次のようなものがあります。

- **加熱法**…食品を加熱することで、微生物を死滅させ、酵素を不活性化して変質を防ぐ方法。たとえば、牛乳の殺菌処理には**低温長時間殺菌**（「**パスチャライズ**」とも。63〜65℃で30分）と**高温短時間殺菌**（「低温殺菌」と表示する場合もある。72〜85℃で2〜15秒）、**超高温短時間殺菌**（120〜150℃で1〜4秒。一般に販売されている牛乳の殺菌方

法。これを無菌の状態で充填したものが「ロングライフ牛乳」）である。

- **低温法**…低温下では有害微生物の活動が鈍くなる性質を活かした、低温で食品を保存する方法。なお、急速に－15℃以下に冷やして微生物の活動を停止させる方法を「冷凍」という。
- **乾燥法**…微生物の活動に必要な水分を取り除き、微生物の活動を抑えて保存する方法（**スルメ、干物など**）。
- **塩蔵法**…食品の脱水作用によって、腐敗細菌の発育を抑えて保存する方法（**新巻鮭、塩辛など**）。食品を食塩水に漬ける「立て塩」、食品に直接塩をふりかける「まき塩」などがある。なお、塩を用いた「塩漬け」のほか、「砂糖漬け」「酢漬け」「粕漬け」「味噌漬け」などを総称して「漬物法」ともいう。
- **燻煙法**…防腐作用のある煙の成分を食品に染み込ませて、微生物の活動を抑制し保存する方法。木材を不完全燃焼させ、発生した煙で肉類や魚類をいぶすことで、煙に含まれる各種物質によって殺菌効果が得られるとともに、独特の風味も生まれる（**サラミ、ベーコンなど**）。
- **空気遮断法**…びんや缶など気密性のある容器や真空パックに食品を入れ、空気（酸素）を抜き、好気性菌の発育を抑制する方法。油脂で処理した菓子などの酸化を防ぐなどの効果がある。
- **紫外線照射法・放射線照射法**…紫外線には、殺菌効果があるため、食品を天日に干したり、紫外線殺菌灯の下に置くことによって殺菌する方法。ただし、効果は表面だけであり、持続はしない。放射線照射法は、ジャガイモの発芽防止の目的にのみ認められている。

5 食品の安全と遺伝子組換え

(1) 遺伝子組換え農産物とその目的

　より優れた農産物を育てるために遺伝子組換え技術を利用して作り出された農産物（生物）、またはそれを原料として作られた加工食品を遺伝子組換え農産物といいます。遺伝子組換え技術とは、ある生物の細胞から有用な遺伝子を取り出し、別の生物の細胞に導入するものです。

　遺伝子組換えの主な目的には、除草剤耐性（除草剤に対して枯れにくくすることで、効率的な雑草の除去を行う。この目的で生産される遺伝子組換え農産物として、大豆、菜種、トウモロコシなど）や害虫抵抗性（害虫に対する抵抗力をつけることで、殺虫剤の使用量を削減し、環境に配慮した農業を可能とする。この目的で生産される遺伝子組換え農産物としてジャガイモ、トウモロコシ、綿実など）といった目的があります。

　現在、日本で、安全性審査の手続を経た遺伝子組換え農産物は、9農産物（ジャガイモ、大豆、テンサイ、トウモロコシ、菜種、綿実、アルファルファ、パパイヤ、からしな）で、その大半は直接食べるものではなく、加工食品の原材料となっています。

2級 (2) 遺伝子組換え農産物と安全性

　遺伝子を組換え農産物は育種の正確さや期間、改良の範囲において、従来の交配技術よりも多くのメリットがありますが、人工的につくり出されたものであることなどから、次のように安全性が問題視されることがあります。

- 食品として安全性が十分確認されていない。
- 地球の**生態系を破壊**する危険性がある。
- 特定の企業による**農業支配**（種子の購入、使用権料など）が起こりかねない。
- 消費者には、どれが遺伝子組換え農産物なのかわかりにくい。

- 自然界になかった生命体であるため、将来的に問題が生じないとは断言できない。

　このうち特に懸念されているのが、生態系への影響です。遺伝子組換え農産物が雑草化するなどした場合、次のような問題が起こるのではないかと指摘されています。

- 遺伝子組換え農産物に導入された遺伝子が、周辺の**農産物や雑草に侵入**する。
- 遺伝子組換え農産物に導入された遺伝子が、**微生物に移行**したり、突然変異などにより**新たな微生物**が生まれる。
- 遺伝子組換え農産物のもつ毒素が、標的とした**害虫以外の生物**にも危険を及ぼす。
- 遺伝子組換え農産物が雑草と交配した結果、昆虫が減少し**生態系に変化**が起きる。

6 食品の安全と化学物質

（1）環境ホルモンとその影響

　環境ホルモンは、人間が生成し、便利に使ってきた合成化合物質が製品中から溶け出し、環境中に放出され、動物の体内に摂り込まれることで、正常なホルモン作用に影響（刺激）を与える物質のことで、正式には「外因性内分泌かく乱化学物質」といいます。

　現在、環境ホルモンとして疑われている化学物質は、殺虫剤、除草剤、プラスチックなどに使われる約70種類がありますが、物質ごとの作用の強さや影響などは、いまだ科学的に解明されていません。

▶環境ホルモンと疑われる化学物質の例

物質	含まれる場所・製品
ダイオキシン類	生ゴミ
ポリ塩化ビフェニール類（PCB）	電気絶縁物成分
ベンゾ［a］ピレン、鉛、水銀	工業薬品、重金属
アトラジン、DDVP、EDB、アルジカルブ、OPP、ベノミル、ジネブ、2,4-D、シマジン	農薬（殺虫剤、殺菌剤、除草剤）
ブチルヒドロキシアニソール（BHA）	食品添加物（酸化防止剤）
ビスフェノールA、フタル酸エステル、アルキルフェノール	プラスチック原料（可塑剤、界面活性剤）

　環境ホルモンの代表格として知られる「ダイオキシン類」とは、200種類以上ある有機塩素化合物の総称です。炭素、水素、塩素、酸素など、ごく一般的な元素で構成されているため、農薬を製造したり、ゴミを燃やした際に、気がつかないうちに発生します。それ自体は無色無臭の固体で、水に溶けにくく、脂肪に溶けやすい性質のため、植物や土壌、水中、底泥などの環境中に放出されると、長時間残留して環境汚染を引き起こすだけでなく、食物連鎖を通じて魚介類や動物の脂肪組織に蓄積され、なかなか排出されません。

（2）環境ホルモンのカラダへの影響

　現在、環境ホルモンと疾病との因果関係は解明されていません。しかし、

既に野生生物への影響は起きていることから、人間への影響について、発がん性や免疫性疾患の発症、カラダや知能の発育低下、停留睾丸や子宮内膜症の発症、精子の減少といった危惧が指摘されています。

(3) 農薬

農産物の生産の安定、病害・虫害の防除などの目的で農薬は使用されますが、それが除去されてないまま人の口に入ってしまった場合、被害は甚大となります。そこで日本では、主に以下のように決められています。

- ポストハーベスト農薬…収穫後に使用する農薬のこと。日本では収穫後の農産物（＝食品）に農薬を使用することを禁止している。
- ポジティブリスト制度…基準（残留農薬基準）値を超えた残留農薬（ポストハーベスト農薬も残留農薬の1つ）を含む食品の流通を禁止する制度（2006年5月より導入）で、**規制対象食品**は生鮮食品、加工食品などすべての食品となっている。

(4) 食品添加物

食品添加物は、食品衛生法により、食品の製造の過程または加工・保存の目的で、「食品に添加、混和、浸潤その他の方法によって使用するもの」と定義されています。つまり、天然物か化学的合成物かを問わず、また、最終製品に残存の有無を問わず、食品に使用されるすべてが食品添加物ということになります。

食品添加物は、大きく分けると次の4つに分類できます。

- **指定添加物**…安全性と有効性を確認して指定されたもの
- **既存添加物**…天然添加物として使用実績が認められたもの
- **天然香料**…動植物から抽出された食品への着香目的で使用されるもの
- **一般飲食物添加物**…添加物の品目リストにあるもの

▶ 食品添加物の使用目的と種類

目的	種類
食品の保存性を高める	保存料、防カビ剤、殺菌剤、**酸化防止剤**、防虫剤、品質保持剤　など
食品の風味をよくする	甘味料、酸味料、調味料、香料、苦味料　など
食品の外観をよくする	発色剤、着色料、漂白剤、着色安定剤、色調安定剤、光沢剤　など
食品の製造上欠かせない、作業効率を高める	食品製造用添加物、醸造用添加物、チューインガム基礎剤、豆腐用凝固剤、潅水、消泡剤、膨張剤、抽出剤、**粘着防止剤**、溶剤　など
食品の品質を向上させる	増粘剤、糊料、**乳化剤**、チューインガム軟化剤、結着剤、品質改良剤、保水乳化安定剤、pH調整剤　など
食品の栄養価を高める	**栄養強化剤**（アミノ酸類、ビタミン類、無機塩類）　など

　食品添加物は表示が義務づけられていますが、食品内に残存する食品添加物が微量でカラダへの影響もない場合には、表示を免除されます（**表示を免除される食品添加物…キャリーオーバー**）。

　また、**食品添加物の1日の摂取許容量をADI**（Acceptable Daily Intake）といいます。ADIは、毎日、生涯にわたって摂り続けたとしても健康に問題を及ぼさない、安全な摂取量を1日当たりの平均値に換算し、さらに体重1kg当たりで割り算して求めます（mg/kg/日）。

7 食品の安全と感染症

(1) 牛海綿状脳症（BSE）

BSE（Bovine Spongiform Encephalopathy）は、プリオンという異常たんぱく質が脳に蓄積され、脳がスポンジ状になり、中枢神経に障害をきたし、異常行動に陥る病気です。

BSEに感染した牛の危険部位（脳、脊髄・脊柱、眼球、扁桃、回腸）を食べることで、人間にも感染します。

危険部位が使用されている可能性があり、感染が疑われる食品としては、「牛エキス、牛ブイヨン、牛脂、ゼラチン」などが挙げられます。

▶ BSE感染の危険部位

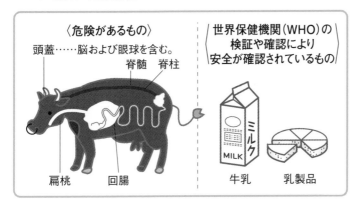

BSE対策として、日本では、食肉処理をされるすべての牛を対象とした全頭検査を行っていましたが、2017年からは、健康な牛のBSE検査は廃止となりました。2003年以降、日本ではBSE感染が発生していないという実績が、安全検証のハードルを引き下げたといえます。

なお、日本では、食品流通の保険機能や食品の安全性の証明を目的として、2003年から「トレーサビリティ」（トレース（Trace／追跡）＋アビリティ（Ability／可能・できる）…生産流通履歴情報把握）システムを導入しています。

（2）新型ウイルスによる感染症の脅威

　家禽類にしか感染しないといわれていた高病原性鳥インフルエンザ（H5N1）について、近年、ヒトへの感染例が報告されています。現在、日本では、鳥インフルエンザのヒトへの感染・発症は確認されていませんが、ヒトからヒトへの感染が起こりうる新型インフルエンザとして問題視されています。

　新型インフルエンザは、いったん感染・発症すると高い死亡率になるといわれています。2009年に爆発的に流行したA型豚インフルエンザ（H1N1）は、多くの感染者と死者を出しました。

　また、2020年から世界中で多くの感染者や死者を出したコロナ19（COVID-19）による感染症の世界的な大流行（パンデミック）は、人類の大きな脅威となりました。

8 HACCPによる衛生管理

(1) HACCPとは

HACCP（Hazard Analysis Critical Control Point System）は、ハサップまたはハセップと呼ばれ、「危害分析重要管理点」と訳されます。アメリカ航空宇宙局（NASA）で宇宙食の開発のために考案された、安全を追求した衛生管理の手法に端を発する、食品を製造するうえでの食品の安全性・健全性・品質を確保するための、計画的な監視システムです。

日本では、食品衛生法において、2020年6月より、原則としてすべての食品等事業者にHACCPの導入を義務づけました。

2級 HACCPにおける「危害（Hazard）」とは、人の命を脅かすような危険のことを指し、食品衛生においては、生物学的危害（食中毒菌といった病原微生物、腐敗微生物、変敗微生物、ウイルス、寄生虫などによる危害）と化学的危害（動植物の自然毒（フグ・貝、キノコ、ジャガイモの芽などの毒）や、添加物、農薬などの化学物質による危害）、物理的危害（金属片のような異物の混入などによる危害）の3つがあります。

また、「HA（Hazard Analysis）」は、食品の原材料の生産から最終消費者に至るまでの各段階で発生するおそれのある微生物危害について調査することを指し、「CCP（Critical Control Point）」は、危害を防除するための管理基準を指します。

HACCPにおける衛生管理は、従来の最終製品のサンプリングにより検査判定する「ファイナルチェック方式」に対して「プロセスチェック方式」と呼ばれ、生産、流通、調理、喫食すべての工程ごとの記録により管理するという特徴があり、次の7つの原則にもとづいて運用されます。

▶HACCP 運用の 7 原則

原則	内容
原則1：危害分析（HA）	危害評価、危害の防止措置を明確にする。
原則2：重要管理点（CCP）	製造工程に沿って、危害を確実に制御できる重要管理点を決定する。
原則3：管理基準	重要管理点とした工程で、危害を制御できる管理基準を設定する。
原則4：モニタリング	管理基準に沿って適正にコントロールされていることを監視するため、計画的な測定または監視システムを確立する。
原則5：改善措置	特定の重要管理点が管理基準から逸脱した際に、とるべき措置をあらかじめ確立しておく。
原則6：検証方法	HACCPが有効に機能しているかを確認するための方法（試験、検査など）を確立する。
原則7：記録と保管	いつ、どこで、どのように記録するかを明確に記載した「作業チェック表」を作成し、帳票を保管するシステムを確立する。

2級 （2）HACCP導入の意義

　日本では、食品衛生法においてHACCPの概念をとり入れた「総合衛生管理製造過程承認制度」というしくみを定めていました。現在では、マニュアル化と徹底した記録管理など、HACCPによる衛生管理が科学的に裏づけられたことで、2020年6月より、食品衛生法において、原則としてすべての食品等事業者にHACCPの導入が義務づけられ、2020年5月31日をもって「総合衛生管理製造過程承認制度」は廃止になりました。

　こうしたHACCPの導入は、「作業が標準化する」「管理事項が明確になり、食品の安全性が向上する」「今まで以上に品質が向上し、製品の競争力が強化される」「衛生管理の意識が高まるよう、組織全体の意識が一体化する」といった効果をもたらし、さらに衛生管理基準の改定などにより、製品の安全性をより高いレベルに押し上げ、持続することができるのです。

第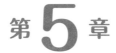章

食マーケットに
関する知識
～生き方上手になろう～

(1) 食事の形態の変化

　従来、日常の食事は家庭内で作り、家庭内で食べるものでした。しかし、外食産業の発展やライフスタイルの多様化などによって、現在の食事の形態は次のように変化してきました。

- **内食**…家庭内で作られた料理を、家庭内で食べる（**家庭内食**）。
- **外食**…レストラン、喫茶店、居酒屋などの飲食店（＝家庭の外）で作られた料理を、家庭の外で食べる（1970年代〜）。
- **中食**…家庭の外で作られた料理（スーパーマーケットの総菜、宅配ピザ、コンビニエンスストアの弁当、持ち帰り寿司など）を、オフィスや家庭などに持ち込んで食べる（1980年代〜）。

　現在では、多種多様な加工食品、持ち帰り弁当、少量パック総菜類など、消費者ニーズに合わせた商品が増加し、家庭の食事の外部化が一般的となり、食事の利便性が高まった一方で、次のような弊害も出てきています。

- **個食**…ライフスタイルなどの違いで家族そろっての食事ができず、**個別に食事**をすること。家族一緒に食事をしていても、食事の内容は別々であることも指す。また、食物アレルギーなどの事情により、別々の料理を食べざるを得ないこともある。
- **孤食**…自ら1人で食べる食事を望み、家族が在宅していても、一緒に食事をしない場合や、単身者世帯（特に高齢者）の増加にともなう「一緒に食事をする人がいない」＝「望んでいないのに1人で食事を摂らざるを得ない」という**孤独な食事**のこと

2級 **(2) 社会構造の変化**

　女性の社会進出が進み、結婚後や出産後も、あるいは、独身のまま、仕事を継続する女性が増えています。また、**少子高齢社会**に突入し、高齢者のみの世帯は増加の一途をたどっています。日々忙しく働く女性や高齢者にとって、食品の買い物や調理は、大きな負担となります。こうした社会構造の変化のなかで、外食や中食は、負担軽減という側面からも、今後の伸びが見込まれます。

(3) 世帯員の少数化

　核家族化の進行により、世帯員数が減少しています。近年、「**ディンクス（DINKS）**」と呼ばれる子をもたない夫婦世帯、単身者、単身赴任者、独居高齢者なども増えており、世帯員数はさらに減少していくものと予測されます。

　国立社会保障・人口問題研究所の「日本の世帯数の将来推計」では、人口減少の局面に入っても、食の外部化は止まらないと予測されています。

(4) 余暇時間と景気

　完全週休2日制が定着し、企業に勤める人の余暇時間が増えました。余暇時間の増加は外食や中食への動機づけとなります。今後、景気の回復などによって、余暇時間が減少しても、収入が多くなれば経済的に潤い、外食率や中食率が高くなることが予想できます。

　こうしたさまざまな変化は、個人のライフスタイルに変化をもたらし、個人の食事スタイルにも影響を与えています。食事の準備・片付けの簡便化、時間の短縮化を求める傾向や、家庭内での調理による食費節減効果の低下といった側面からも、外食・中食の利用割合が高まっています。

　また、「家庭では味わえないような料理を楽しみたい」というグルメ志向の増大や、レジャー・娯楽の種目として**外食や中食が定着**してきていることも、食の外部化を進展させている一因といえるでしょう。

小売業の種類

（1）小売業の販売形態と経営形態

　「小売」とは、生産者または卸売業者から商品を仕入れ、消費者に商品を販売することをいい、この役割を担うのが、小売業者や小売店です。

　小売業は、「業種」での分類（どんな商品を売っているか（What to sell）という、取り扱い商品やサービスの種類による分類。青果店、鮮魚店、精肉店、電器店など）と、「業態」（**営業形態**）での分類（どんな売り方をするか（How to sell）具体的には、店舗の立地、利便性、品ぞろえ、店舗運営、価格設定、接客サービスなど）により特徴を打ち出すことで、スーパーマーケット、ディスカウントストアなどに分類されます。現在、小売業者の競争環境が業種から業態へと変化しており、今後、小売業は、消費者のニーズに応えて、何をどのように販売していくかが、経営戦略のカギとなります。

2級 （2）小売業の経営環境の変化

　（1）で述べた「業態」による店舗展開が主流になった小売業ですが、競争の激化により、次のような経営環境の変化が起きています。

- **スーパーマーケット**…「第一次流通革命の主役」ともいわれ、大量生産・大量消費による低価格を武器に、多店舗化や大型化などを図ってきたが、近年は、価格競争の激化や出店コストの増大に加え、コンビニエンスストアやディスカウントストアなど、他の業態に顧客を奪われており、経営環境は厳しい状況にある。
- **コンビニエンスストア**…「売り場面積が100㎡前後（30坪前後）」「原則24時間、年中無休で営業」「半径500mを商圏とする」「食料品や日用雑貨を中心に約3,000アイテムを取り扱う（近年は生鮮食品も充実させている）」「各種チケット、公共料金支払いなども取り扱う」「金融機関ATMの設置」「情報システムを使った商品管理」「多頻度小口物流システムの使用」を武器に着実に店舗

数を増やしてきたものの、近年では飽和状態になりつつあり、淘汰やフランチャイズチェーン店舗の再編成が進んでいる。

● **ディスカウントストア**…大量仕入・大量販売のほか、質流れ品などの調達・販売など、さまざまなスタイルをとり入れ、攻勢を強めている。中には衣料品、家庭用品などの商品を独自に販売する企画力を持ち、その後の生産・調達・販売まで、一貫した合理的な経路をもつことで、トータルコストを下げているものもある。

（3）業態による小売業の分類

業態によって小売業を分類すると、主なものは次の表のとおりです。

▶主な小売業の販売形態と特徴

販売形態	特徴
アウトレットストア	メーカーや卸売業者、小売業者が自社製品の在庫処分をする販売店
コンビニエンスストア	文字どおり、便利（コンビニエンス）を売りものにした小売店。その大部分がフランチャイズチェーンに加盟している。
ショッピングセンター	商業集積と呼ばれる計画的に造られた大型小売業の集団施設。百貨店とスーパーマーケットが共同出店するなど集客力アップのために企画から運営まで一貫して行われる。
スーパーマーケット	食料品全般と雑貨を扱い、セルフサービス形式で、大量販売を原則とする小売店。スーパーマーケットのグループ化が増えている。
デパートメントストア（**百貨店**）	各店舗で仕入れを行う独立店舗経営を行う大規模小売店
ディスカウントストア	食料品、衣類、家電、家庭用品などの実用品を中心に、総合的に取り揃え、**毎日安売り**（EDLP；Every Day Low Price）を実現する小売店
ドラッグストア	医薬品や化粧品、日用雑貨をはじめ、食料品についても販売する小売店。フランチャイズチェーン化したものが多い。
ハイパーマーケット	食品にウエイトを置きつつ、雑貨、衣料、住関連用品など生活に必要な商品をすべて網羅する豊富な品揃えと価格訴求力をもつ巨大なスーパーマーケット
パワーセンター	同一敷地内にスーパーマーケット、カテゴリーキラー、ディスカウントストアなどが集まった郊外型の小売店

（つづき）

販売形態	特徴
カテゴリーキラー	家電製品、スポーツ用品など特定分野について、豊富な品数と低価格販売を実現し、総合的な品ぞろえの大型店の**売り場**（カテゴリー）**を閉鎖に追い込む**存在（キラー）といえるほどの勢力をもつディスカウントストア
ホームセンター	日曜大工用品やガーデニング用品、ホビー用品などを中心に、生活関連雑貨を豊富にそろえた郊外型の小売店
ホールセールクラブ^{（※）}	卸売（ホールセール）だけでなく、小売、法人、個人を問わない会員制の大量安売販売店。倉庫型店舗構造で、ロット単位でまとめ買いできる。

（※） **ホールセールクラブ**…アメリカに本社をもつ「コストコ」（Costco、正式名：Costco Wholesale Corporation）が代表的で、日本でも出店が増加している。

3 小売業の店舗経営

（1）小売業の経営形態

　小売業の主な経営形態として、レギュラーチェーン、フランチャイズチェーン、ボランタリーチェーンがあります。

- **レギュラーチェーン**…一般に、「チェーンストア」と呼ばれるものは、レギュラーチェーンを指す。1つの本部企業が店舗を増やし、直営店で構成する形態で、店舗の責任者は本部が任命し、本部が従業員を雇用して営業する。
- **フランチャイズチェーン**…本部（フランチャイザー）が加盟店（フランチャイジー）を募集し、一定地域内での商標や商号の使用を認めて商権を与える小売業態。本部は、加盟店に商品やサービス、情報を提供し、経営指導を行い、加盟店は、本部に加盟料（イニシャルフィ）や商品売上に応じた経営指導料（ロイヤリティ）などを支払う。
- 2級 **ボランタリーチェーン**…独立した中小の小売店が共同で、仕入れ、販売促進、社員教育、商品開発などを行う形態。個別の仕入れや商品開発には限界があるため、チェーン化することにより、大手に対抗できる力をつけるねらいがある。

　また、このようなチェーン経営を行う小売業において、重要な役割を担う人材として、「マーチャンダイザー」と「スーパーバイザー」があります。

- **マーチャンダイザー**…ある商品やサービスを最適な場所、時期、価格、数量で市場に提供するため、マーケティング、仕入、販売などについての権限をもつ商品担当者
- **スーパーバイザー**…　コンビニエンスストアなどでフランチャイズチェーンの加盟店を巡回し、品ぞろえ、発注、陳列方法、在庫管理、販売員の教育など、店舗経営全体の指導や支援を行う担当者

(2) 再編成が進む小売業界

　デパートメントストア（**百貨店**）では、伝統ある老舗が大胆な統合を進め、次のように、5大グループに集約されつつあります。

- 阪急百貨店＋阪神百貨店→阪急阪神百貨店→**エイチ・ツー・オー　リテイリング**
- **髙島屋**
- 大丸＋松坂屋→大丸松坂屋百貨店→**J.フロント　リテイリング**
- 三越＋伊勢丹→三越伊勢丹→**三越伊勢丹ホールディングス**
- そごう＋西武百貨店＋ロビンソン百貨店→**そごう・西武**
  そごう・西武＋ミレニアムリテイリング→ミレニアムリテイリング→**セブン＆アイ・ホールディングス→フォートレス・インベストメント・グループ**

　また、**スーパーマーケット**でも再編が進んでいます。2022年度の販売動向については、総販売額が前年度よりプラスになったという販売概況が報告されました（2023年1月25日付）。また近年は、大型専門店やコンビニエンスストアの勢力が拡大したことから、次の2つの大きなグループ化が見られています。

- セブン‐イレブン、イトーヨーカドー、ヨークマート、ヨークベニマル、ザ・ガーデン自由が丘など→**セブン＆アイ・ホールディングス**
- イオン、マックスバリュ、マルエツ、ベルクなど→**イオングループ**

(3) POSシステム・EOSシステムの活用

POSシステム（Point Of Sales System／販売時点情報管理システム。商品を単品ごとに管理し、精算時点で商品の種類、仕入価格、販売価格などを集計し「何が、いくつ、いくらで売れたか」を記録するシステム）は、日々の売上や粗利益の集計なども瞬時にでき、集計データをもとに、在庫や受発注管理ができるほか、複数の店舗の販売動向の比較や、天候と売上を重ね合わせた傾向の把握もでき、売れ筋商品の品切れをなくし、死に筋商品の排除によって売り場の活性化につながるなど、多くのメリットがあるシステムです。フランチャイズチェーンなどでは、マーケティング材料を収集するシステムとしてPOSシステムを活用しています。

2級 また、受発注業務の効率化のため、POSシステムと連携した企業間のオンライン受発注システムであるEOS（Electronic Ordering System）システムも活用されています。EOSシステムを通じて小売店の端末から本部や卸売店へのネットワーク経由によって発注を行うことで、発注から納品までの時間（リードタイム）の短縮や、仕入コストの削減が実現します。また、単品ごとの売上データと在庫データをリンクさせることで、より的確な発注判断や在庫管理を可能にします。

(4) バーコードからの情報

小売店では、商品に印刷されたバーコードを機械で読み取り、精算業務を行っています。

バーコードをスキャンすると、POSシステムに連動し、売上管理、在庫管理、商品管理などの情報を効率的に管理できます。食品を中心に、店頭小売商品の90%以上にバーコードが印刷されています。

スーパーマーケットなどでは、生鮮食品といった製造・出荷段階でバーコードを印刷できない商品もPOSシステムで管理できるよう、自社でバーコードを印刷することが多くなっています。これを「インストアマーキング」といいます。

▶バーコードの見方

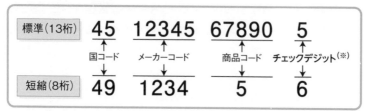

※価格はバーコードではなく、POSシステムで管理しています。

（※）**チェックデジット**…印刷の不備や、ゴミ・水などによる劣化が原因となる読み取りミスを検出するためのコード。

4 供給側からのミールソリューション

(1) ミールソリューションとは

ミールソリューション（Meal Solution）とは、**食事の問題解決策を提案する手法**のことで、1990年代にアメリカのスーパーマーケット業界が、外食産業に奪われた顧客を取り戻すために提唱した**マーケティング**戦略の1つです。

食事に対する問題点は、1人ひとり違います。そして、問題に対して1つひとつ解決策を提案していくことが、**食生活アドバイザー®としての重要な役割**です。

(2) 拡大するミールソリューション

アメリカでミールソリューションが広まった背景には、女性の社会進出などの理由で、家庭での調理時間が大幅に減少し、家庭で家族と一緒に食事をしたいと思っても、時間がとれないという現実がありました。ミールソリューションは、この問題を解決するために生み出された手法です。

日本でも、女性の社会進出の増加をはじめ、高齢者の増大、世帯員の少数化などから食生活が変化し、食の総合的な問題解決策が必要になりました。また、経済的な理由、環境問題への関心に加え、「本物志向、自然志向、安全志向、健康志向」といった質の追求からも、ミールソリューションの必要性が高まっています。

さらに、「調理の時間がない」「何を作ればよいかわからない」「調理の仕方を知らない」「調理器具がない」といった、調理という行為自体にかかわる問題にも、解決策が求められます。

現在では、ミールソリューションの考え方に合わせて、供給側の売り方も変化しています。

ミールソリューションの例としては、次のようなものがあります。

- デパ地下…デパートメントストアの**地下階**のこと。デパートメントストアでは一般に地下階が食品売り場となっていることから、こう呼ばれる。総菜、弁当、スイーツ、酒類などが販売され、スイーツなどは、有名店のテナントが出店しているケースが多い。名産品の物産展や駅弁コンテストなどのイベントが開催されることもあり、集客にも効果を上げている。
- 駅ナカ…駅の**改札の内側**のこと。「通過する駅」ではなく「集う駅」というコンセプトで、飲食店や売店、土産物店など、新しい業態が次々と展開している。
- 2級 ホテイチ…ホテルの**1階**のこと。「デパ地下」を意識して、より高級・高品質なものを求める層をターゲットに、施設内レストランの料理などをテイクアウト販売している。
  - エチカ…地下鉄（東京メトロ）の商業施設である**地下街**のこと
  - デリカテッセン…サンドイッチや持ち帰り用の**西洋総菜**を売る飲食店のこと。近年は飲食物だけでなく、生活雑貨なども販売して、コンビニエンスストアと同様の役割を果たしている店舗や、店内に飲食設備をもち、ファストフード店やレストランの役割を果たす店も多くなっている。

(3) ホームミールリプレースメントの活用

　ホームミールリプレースメント（Home Meal Replacement）とは、「**家庭の食事に代わるもの**」という意味で、本来、家庭で作られている食事（Home Meal）をスーパーマーケットや外食産業などが代わりに作って提供しようというもので、**ミールソリューションの手法の1つ**として位置づけられています。

　ホームミールリプレースメントは、**トータルコーディネート型の食品販売**として進化しています。ホームミールリプレースメントが生み出した食品には、次のようなものがあります。

- Ready to Eat…**盛り付けるだけ**ですぐに食べられるもの（寿司、サンドイッチ、ピザ、てんぷらなど）
- Ready to Heat…**温めるだけ**ですぐに食べられるもの（弁当、総菜、冷凍加工品など）
- Ready to Cook…調理に必要な**食材の下ごしらえ**がされているもの（カット野菜、下処理済みの魚介類など）
- Ready to Prepare…必要な**食材など**が**一式**詰め合わされているもの（鍋物セット、野菜炒めセットなど）

　近年、スーパーマーケットやデパートメントストア（百貨店）では、「食材を売る」というスタイルから、「食卓を提案する」というスタイルに変化しており、食品売り場で総菜コーナーを充実させるとともに、売り場面積を拡大している例も見られます。このように従来の食材を売るという売り場構成から、総菜を中心とした食卓提案型の売り場構成を変化させる店が増えています。

5

日本の商慣行の特徴

　日本には、メーカー、卸売業者、小売業者それぞれの権利や利益を守るため、独特の商慣行があります。メーカーが主導する流通システムとして、販売店（卸売業者、小売業者）までを組織化し、自社の製品を独占的に販売させる**代理店制度**や**特約店制度**も、一般に行われてきました。ところが、こうした商慣行は、新規の参入を妨げるなど透明性や公平性の点から問題があり、外国企業から見直しを求められています。日本のメーカーや小売店も、従来の商慣行を排除していく傾向にあります。

▶日本の主な商慣行

用語	内容	問題点等
一店一帳合制	ブランド力のあるメーカーが、小売業者に対して、商品を特定の卸売業者以外から仕入れられないようにする制度	小売業者側は、仕入れ改革が進まず、価格競争が成り立たない。
委託販売	メーカーや卸売業者などが、商品を小売業者に渡して販売してもらう方法	小売業者への代金は、小売業者が商品を販売し終わった時点となる。
返品制度	委託販売で、商品が売れ残った場合は、メーカーや卸売業者に返品できる制度	スーパーマーケットなどで、賞味期限の切れそうな商品を卸売業者へ返品する。
リベート（割戻金、報奨金）	メーカーが、自社商品の売上高に応じて卸売業者や小売業者に、正当な販売差益以外に支払うお金	支払条件について、不透明さ、不明確さが指摘されている。利益管理が不備であると、本来得られるリベートが得られない。
販売協力金	小売業者が、卸売業者やメーカーに対して、イベント料、宣伝費などとして要求するお金	卸売業やメーカーが負担する金額により、取引が左右されることもある。
メーカー希望小売価格	メーカーや、その代理店などが、自社製品に対してあらかじめ設定した販売参考小売価格（販売希望小売価格）	参考価格のため法的な拘束力はない。近年の激化する価格競争によって減少している。
オープン価格	メーカーが小売価格を設定せず、小売業者が販売価格を自由に決定した価格	
制度価格[*]	メーカーが卸売業者や小売業者に対してあらかじめ設定した価格	[*] **制度価格**…メーカーが業者（卸売、小売）に設定した価格。 [*] **建値制度**…その制度価格の安定化を図るために、メーカーが一定の取引数量に対して設定した価格。

建値制度[※]	メーカーが一定の取引数量について、商品の販売価格を決め、その価格を基準に卸売業者や小売業者の仕入価格を決める制度	卸売業者と小売業者の仕入価格の格差をなくすことで、店頭での安売りを防ぐことができる一方、自由競争が発生しないことにより、消費者にとって不利益となる。
派遣店員制度	商品の販売活動のために、メーカーが自社の費用でデパートメントストア（百貨店）や大型専門店に店員を派遣する制度	派遣店員が仕入れから販売までを行うため、売り場の主導権をメーカー側が握ることになったり、店舗の販売ノウハウを奪われる。
商品添付制度	小売店向けの販売促進として、注文の数量に上乗せして商品を納品する制度	上乗せ分は、通常、サービス（無償）であるため、サービスの分量によって取引が左右されることもあり、さらに、サービス分は事実上、売上の減少となる。

　現在は、自由競争の原則から、市場開放に向けて規制緩和が進んでいます。また、次のように「私的独占の禁止及び公正取引の確保に関する法律（独占禁止法）」で禁止されているものもあります。

- 抱き合わせ販売
  売れない商品（死に筋商品）を売れ筋商品に付けて販売する（両方を買わないと売らない）方法です。
- 押し付け販売
  百貨店や大手小売業者が、優越的な地位を利用して、納入業者に商品を買わせる方法です。

6 流通の機能と役割

(1) 流通の機能

生産と消費の間には、**人・時間・場所**という3つの点で次のようなギャップがあります。

> - **人的ギャップ**…生産者と消費者が違う。
> - **時間的ギャップ**…生産と消費の時間が違う。
> - **空間的ギャップ**…生産場所と消費場所が違う。

流通とは、生産者によって作られたモノ（商品、サービス、情報。**有形の**「物」だけでなく、「サービス」「付加価値」などの**無形のもの**も含む）が、消費者に渡るまでの**仲介機能全般**（一連の経済活動全般）を指します。生産と消費を結びつけ、ギャップを埋めるパイプ役として、流通には次の4つの機能があります。

> - **商流機能**…メーカーから調達した商品を、全国に多数ある小売店へ効率よく届けるという**売買取引**の機能（「商流」は「**商取引流通**」の略）
> - **物流機能**…メーカーから大量に調達した商品を保管し、小口に分け、包装・加工して小売店へ配送する機能（「物流」は「**物的流通**」の略）
> - **金融機能**…メーカーへの商品代金を立て替えたり、小売店からの商品代金を回収するなど決済に関する機能（メーカーが生産してから消費者が購入するまでには、資金の流れに時間差が生じるため）
> - **情報機能**…商品や販売に関する情報を提供する機能（メーカーに対しては、商品ごとの販売状況、小売店に対しては、新商品・売れ筋商品などの情報提供のほか、販売促進の提案などを行う）

(2) 流通の問題点

　商品が生産者から消費者に渡る道筋を、流通経路（チャネル）といいます。流通経路は、生産者が消費者に直接販売する直接流通と、小売業者から消費者に販売する間接流通に大別されます。

　従来の流通の経路は、間接流通のルートが一般的でした。しかし、近年では、生産者からモノを仕入れて小売業者や次の卸売業者に売るという卸売業者や商社の存在の意味が問われ、ギャップの解消やコストの軽減、環境問題に対処するうえでも、生産者と消費者が直接取引を行ったり（卸の中抜き）、卸売業の共同化など、流通経路の短縮化や簡略化が進められています。

▶流通経路の変化

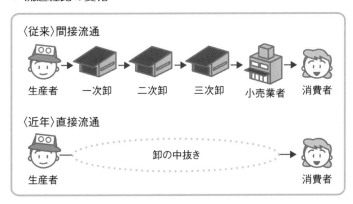

▶物流センター^(※)（共同配送センター）のしくみ

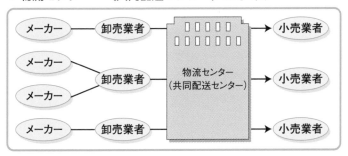

（※）**物流センター**…「流通センター」「配送センター」とも呼ばれ、商品の保管、仕分け、流通加工、配送などの役割を担う。なお、「流通加工」とは、商品価値を高める目的で加工を施すことで、包装、梱包、封入、組み立て、検品などが代表的。

(3) 卸売業・小売業の課題

　現在、直接流通（直販）の拡大、多頻度小口物流や保存方法が異なる商品の増加など、物流システムへの対応やリードタイム（所要時間や調達時間）の限界、情報技術の発達による流通業者からの情報の価値低下、流通コストの削減などの課題から、流通の4つの機能（商流機能・物流機能・金融機能・情報機能）のあり方が問われています。

　広域化するコンビニエンスストアやチェーン化された小売店では、多頻度小口物流や一括物流が課題になっており、仕入コストや流通コスト削減の取り組みが行われています。

　このような状況下で、流通各社は生き残りの道を模索しています。例えば、全国規模の流通ネットワークを活かして「物を運ぶこと」に徹する、卸売業者と吸収・合併・統廃合・提携などによって、地域の有力卸をグループ化し、総合食品卸に商社機能ももたせるなどが行われています。

　なお、従来の取引に見られた帳合商売（帳合取引）ではなく、商品と伝票の流れを一致させ、より標準化された物流へと変化しています。

- ● 一括物流…チェーンストアの物流センターなどに商品を一括して運ぶ方法。
- ● 帳合商売…商品は単独でメーカーから小売店に届けられ、伝票は帳簿上で作成する方法。卸売業者は橋渡し役として伝票管理などを行う。企業同士が恒常的な取引を行っていることを意味する。

7 流通業と経営戦略

物流システムの変遷

(1) マーケットの傾向の変化

　従来、価格決定を主導していたのは、メーカーや業界、そして、規制などでした。ところが、POSシステムにより、販売店も、瞬時に売れ筋商品・死に筋商品の情報や消費者のニーズを的確にキャッチできるようになりました。この結果、販売時の情報（＝消費者のニーズ）が、よりマーケットに影響を与えるようになったのです。

　このため、物流の形態は、従来の「生産したから、保管する」から、「売れるものを、売れるときに、売れる数だけ納品する」という形態に変わってきています。このような流通形態を、消費者起点流通といいます。

(2) 新しい物流システム

- ジャストインタイム物流（多頻度小口物流）…トヨタ自動車のかんばん方式を物流に取り入れた物流方式で、在庫を最小限に減らし、「欲しいものを、欲しいときに、欲しい数だけ納品する」ことで、販売機会の損失を防ぐとともに、保管スペースの不足や鮮度の低下、不良在庫化などの問題も排除するシステム
- ロジスティックス…物流を戦略的にとらえて管理するシステムのこと。適量を生産し、効率よくムダなく、継続的に商品を流すことが目的で、全体を情報システムでコントロールし、物流を効果的・総合的に行う。物流を経営の面からとらえ、マーケティング戦略、マーチャンダイジング戦略（商品化計画）とともに重要な戦略となる。
- グリーンロジスティックス（静脈物流）…窒素酸化物（NOx）や二酸化炭素（CO_2）の削減など、環境に配慮したうえで、材料の調達、輸配送、廃棄、リサイクルまでをトータルに考えていくシステム

- 共同配送…配送によるコストやロスを解消するために、メーカー各社の商品を混載して小売業者まで一緒に配送するシステム
- 窓口問屋制…共同配送するために、一定地域ごとに指定の卸売業者（物流センター）を決めて、ほかの卸売業者の納入商品についてもそこで集約するシステム。倉庫機能だけではなく流通加工の機能も果たし、商品の包装、荷造り、検品、仕分け、値付けなど、小売業者の作業の一部も担う。
- クイックレスポンス（QR）…製造から販売までのすべてのムダを取り除いて、リードタイムの短縮や在庫の減少を行い、削減したコストを販売価格の引き下げなどにより消費者に還元していくシステム
- サプライチェーンマネジメント（SCM）…自社だけでなく、仕入先・取引先も含め、供給連鎖（サプライチェーン）全体をコントロールする。原材料の調達、生産、流通、商品が最終的に消費者に至るまでの責任範囲を明確にし、コスト改善を図り、利益分配を実現化していくことを目的とする。

小売システムの変遷

（3）インターネット通販の拡大

　パソコンだけでなく、携帯電話やスマートフォンなどの普及と技術の進歩によって、「インターネット通販（ネット通販）」という新しい市場が急成長し、Amazonや楽天、Yahoo!などへの出店が増加しています。こうした市場を無店舗販売市場といい、今や消費生活になくてはならない存在といえます。

（4）電子マネーによる取引の拡大

　電子マネーは、機械にふれるだけという使いやすさや、小口支払いのわずらわしさから解放されるという点が消費者に受け入れられ、電子マネーの活用場面が増加しています。
　主なものには、流通系のEdy（楽天）、nanaco（セブン＆アイ・ホールディングス）、鉄道系のSuica（JR東日本）、ICOCA（JR西日本）などがあ

ります。

（5）交通系ICカードの拡大

「交通系ICカードに関する調査（2017年）」（矢野経済研究所）によると、全国78の鉄道事業社の累計発行枚数は1.3億枚（2016年度：137,380千枚）を超えるICカードを発行しています。また、鉄道だけでなくバスなどでも利用できるICカードも増えています。また、全国で相互利用可能な鉄道系ICカードが増え、全国の鉄道を1つのICカードで乗り継ぐことができます。

（6）QRコード決済の拡大

日本銀行、日本クレジット協会、キャッシュレス推進協議会の2022年のデータを比べてみると、キャッシュレス決済回数は、クレジットカードが約158億回、QRコード決済が約70億回、交通系ICカードなど電子マネーが約59億回でした。なお、QRコード決済の内訳では、PayPayが約47億回と全体の6割超を占めています。

キャッシュレス決済では、依然としてクレジットカードの割合が、もっとも高いものの、交通系ICカードなどの電子マネーをQRコード決済が上回るという驚きの結果が発表されました（2023年7月7日付 日本経済新聞）。

（7）顧客管理の多様化

売り手は、1人でも多くの顧客が気に入るような商品は何かを考えて販売戦略を練ります。売り手側が、顧客の年齢や性別などといった個人情報や購買履歴をデータとしてもつことができれば、ニーズに合った商品を提供できるようになり、ひいては買い手側1人ひとりの注文や好みに合わせて、仕上げた商品やサービスの提供も可能となります。POSシステムの活用や電子マネーの流通により、こうした試みがすでに始まっています。

このように、1人ひとりにターゲットを合わせたマーケティングを、ワントゥワンマーケティング（One to One Marketing）といいます。

(8) 商品陳列の多様化

商品陳列は、商品のフェイス（パッケージの正面）をそろえて顧客の目を引き、商品に興味や関心をもってもらい、最終的に購買の意思決定に導くために重要なものです。商品陳列の代表的な方法は、下表のとおりです。

▶商品陳列の例

方法	内容
バーチカル陳列 （垂直陳列）	同一商品や関連する商品を、最上段から最下段まで縦に陳列する。
ホリゾンタル陳列 （水平陳列）	同一商品や関連する商品を、棚板に横に並べる。
エンド陳列 （両端陳列）	一押し商品や売れ筋商品を、棚の両端（エンド）に陳列する。効果的な演出や展開を可能にする売場配置であり、POP(ポップ)をつけたり、実演販売を行うこともある。
アイランド陳列 （島陳列）	目玉商品、季節商品、催事商品などを、店舗内の通路の中央部分（島）に平台などを使って陳列する。
ジャンブル陳列 （投げ込み陳列）	カゴやワゴンに投げ込んだままの状態のように見せて陳列する。
先入先出陳列	先に仕入れたものを、先に出す（販売する）。特に、日配品などを、消費期限の日付が古いものが前もしくは上、日付の新しいものが後または下に来るように陳列する。
関連陳列	関連した商品を、隣接陳列することにより、「ついで買い」や「買い忘れ防止」を狙える効果が高まる。
リピテーション陳列 （繰り返し陳列）	陳列棚や平置き場に繰り返し（リピート）同じ商品を並べることで、単品であった商品を塊として認識させて存在感を大きく見せるように陳列する。

8 飲食店の経営と管理

2級 (1) 飲食店の経営・管理のポイント

　飲食店を成功させるためには、まず、どのような業態で、どのような立地に出店するかが重要です。この判断を行うのは、経営トップの役割です。そして、出店後、トップの決断をサポートし、成功に結びつけるための具体的な方法を提案するのが、食生活アドバイザー® の役割です。飲食店の経営・管理には、店の顔となる従業員の教育と人事管理や顧客の望む商品の企画・開発と販売促進、経費や売上高、利益をはじめとする数値で店の状況を把握・管理すること、そして営業活動のレベルを向上させる次の3つの視点（QSC）が重要となります。

▶営業活動の3つの視点

視点	内容
Quality （品質）	料理の品質。特に、料理の味は、その店の特徴をもっとも表現するポイントとなる。
Service （奉仕）	接客サービス、店内メニュー、販売促進活動。特に、接客サービスの向上は、従業員のレベルアップがポイントとなる。
Cleanliness （清潔）	店内の清掃、衛生管理。特に、食中毒防止の観点から、必須のポイントとなる。

(2) 市場競争を勝ち抜くポイント

　飲食店では、よりよい商品を、最適な販売経路と適正な価格で顧客に提供することが大切です。市場競争に勝つためには、マーケティング目標を定め、その達成のために、組織として活動していかなければなりません。

　特にマーケティングの際には、商品（Product）、価格（Price）、場所（Place）、プロモーション（Promotion）の4つ（4P）が重要です。

- **商品**（Product）…顧客の購買目的や選択性を十分に調査し、商品計画を行う。ライフスタイルに受け入れられる商品を企画・開発または調達し、提供できるしくみを工夫する。
- **価格**（Price）…1人当たりいくら（客単価）で食事を楽しんでもらうか、どんなメニューを何品目組み合わせて注文してもらうかといった価格戦略を練る。値段を変えて提供してみるなど、顧客のニーズに合わせるため、マーケティングをともなった価格設定を行う。
- **場所**（Place）…どのような場所（立地）で、どのような顧客に、どのような動機で、どのような時間帯に利用してもらうのかといった流通戦略を練る。顧客の利用場面を想定し、求められている商品を提供する。
- **プロモーション**（Promotion）…企画・開発した商品を店に導入し、顧客が欲しいと思うように仕向ける販売促進を行う。新商品に関する情報をタイミングよく的確に提供し、戦略どおりに顧客に購入（飲食）してもらえるようにする。

9 飲食店の利益計画

2級 (1) メニューメイキングとABC分析

　飲食店の「メニュー（献立表）」は、売上や利益に大きな影響を与えます。まず、どんな目的（来店動機）をもった客層に来店してもらうかのターゲットを絞り込み、何を、誰に、いつ、どのように、どのくらい売るのかを基本に商品構成や価格設定を行います。

　メニューの価格設定によって、商圏が決まります。価格の高い店は、大きな商圏をもつことが前提となり、交通の便のいい場所や、駐車場の整備などが必要となります。一方で、価格の安い店は、小さな商圏で顧客の来店頻度を上げられるよう、人気のある定番商品をもつことが重要となります。

　オープン後、一定期間をあけて行うメニュー変更では、マーケティング戦略の一環としてメニューにある商品の内容・組み合わせなどを変更します。上手なメニュー変更は、集客につながるだけでなく、仕入方法や調理技術が改善され、利益の向上にもつながります。そのためには、ABC分析が有効です。

　ABC分析とは、売上や利益などの割合で商品をランク付けする方法です。具体的には、メニューを売上が大きい順番に並べて累計構成比（1品当たり占有比率＝1品当たり売上高（＝1品当たり単価×注文数）÷総売上高）を算出し、構成比の高い順に、A（75%）、B（20%）、C（5%）を割り当て、メニューから外しても売上高に大きな影響がないC部門をメニュー変更の対象とします。

　飲食店の損益には、食材原価と人件費が大きく影響します。食材原価と人件費の合計をFLコストと呼び、一般的には、売上の55〜60%（食材原価率30〜35%、人件費率20〜25%）程度が理想とされています。食材原価率を下げれば利益は上がりますが、顧客にとってメニュー価格に対して内容が充実し、割安感があるものでなければ、売上は上がりません。そのバランスを知るための手法がマーケティングであり、飲

食店の経営・管理の1つになるのです。

(2) 食材原価と原価率の算出

　売上から売上原価を差し引いた粗利益から、さらに、間接原価（人件費、家賃、水道光熱費、消耗品費、販促費、減価償却費、その他の経費）を差し引いたものが利益となります。

　メニュー原価率は、「**食材原価÷メニュー単価×100**」で求めます。

　ただし、正確な原価率を出すためには、実際に仕入れた食材が効率よく使われているかにも気を配らなければいけません。そのための目安となるのが、**理論原価率（食材原価×メニューの注文数÷売上×100）**と**実際原価率（原材料の棚卸原価÷売上×100）**です。

　実際原価率から理論原価率を差し引いたものを、ロス率といいます。ロス率が大きくなるほど、材料の仕入れが非効率だということになります。

(3) 売上高の算出

　売上とは、商品・サービスを提供したことによる営業収入の金額をいいます。売上高（客数×客単価）は、客数、販売個数、客単価（1人当たりの注文数×1品当たりの平均単価）、1人当たり注文数（販売個数÷客数）、1品当たり平均単価（売上高÷販売個数）に左右されます。これらが、売上管理、利益管理のための基本となります。

　月間の売上高は、天候や曜日によって変動があるため、営業日ごとの売上高を加算します。

　また、見込みの月間売上高は、「1週間の売上合計÷週の営業日数×月の営業日数」で算出します。

(4) 売上原価と売上原価率の算出

　売上原価とは、売上を獲得するために、顧客に提供した商品の製造原価あるいは仕入原価のことで、「前期繰越商品＋当期仕入商品−期末棚卸商品」あるいは「仕入単価×仕入数量」で算出します。後者を見る

と、「どれだけ仕入れるか」という数量と、「いくらで仕入れるか」という単価が、売上原価を決定する重要な要素となることがわかります。

　顧客が「欲しい」と思う値ごろ感を考えて商品の価格を設定する場合にも、適正利益を確保しながら原価の費用を設定します。ここで算出された数値は、仕入価格に反映されます。つまり、商品をいくらで売り、希望する**粗利益（売価×利益率）** を確保するためには、仕入れ（**売上原価設定額（売価－粗利益）**）をいくらにしなければならないかを考えなければならないのです。

　また、売上高の中に占める売上原価の割合のことを**売上原価率（売上原価÷売上高×100）** といい、売上高の中に占める粗利益の割合のことを**粗利益率（粗利益÷売上高×100）** といいます。売上原価率と粗利益率は、100％に対して、一方が高くなるほど、もう一方は低くなるという補数の関係にあります。したがって、利益を増大させるには、売上原価率を低くすればよいことになります。

(5) 飲食店の損益分岐点

　損益分岐点（固定費÷（1－変動費率（変動費÷売上高）））とは、最低利益を得るために、売上をどれくらい上げればよいのか、または、目標とする売上を得るために、いくら経費を投資できるかを数値で表し、客観的に判断する指標です。店舗の経営者は、赤字を出さないために、この損益分岐点をしっかりと理解しておかなければなりません。なお、人件費のうち、正社員の給与は固定費、パートタイマーやアルバイトスタッフの給与は変動費となるので、計算の際は注意が必要です。

第 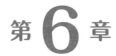 章

社会生活に関する知識
～やりくり上手になろう～

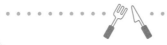

（1）消費者意識の変化

　近年の消費者意識を表すキーワードとして、「生活の質はできるだけ落としたくない、だから、よいものをできるだけ安く買おう」という、「価格重視」と「値ごろ感」が挙げられます。

　スーパーマーケットなどの小売業界でも、こうした消費者の変化への対応が迫られています。メーカーによって全国に販売されるナショナルブランドの販売に頼るのではなく、自社独自の商品としてのプライベートブランドを開発し、販売するなど、どのような経済状況にも耐えられる体力づくりが必要となってきました。自らディスカウントストア業態へ参入し、価格破壊に挑むものも出てきています。さらに、単に大量販売で安くするのではなく、製造業者と販売業者が一体化し、売れ筋商品をつくり、在庫のムダや返品をなくす製販同盟という新しい取り組みも登場しています。

　すでに1つの商品が大量に売れる時代、そして企業が自身の利益ばかりを追求でき優先できた時代は終わっています。企業は、食の安全を確保し、消費者のニーズに合う商品を提供するため、日夜、努力しなければ勝ち残ることができない時代なのです。

2級 （2）規制緩和と自由競争

　国民の経済活動は、政府の許可・認可、政府への登録・届出・報告など、数多くの規制を受けています。規制のなかには、既存の企業を保護して国民生活にデメリットを与えている規制も少なくありません。

　たとえば、かつてはビールを生産・販売するには、年間生産量が2,000kℓ（大びん換算で約316万本）以上という最低基準に、中小企業は参入を妨げられていました。しかし、規制緩和によって最低年間生産量が60kℓに引き下げられたことで、現在は地ビールが全国各地で生産・販売できるようになっています。

　また、大規模小売店舗法による大型店の出店調整も、自由競争を妨げ

る大きな要因となっていましたが、**大規模小売店舗立地法**の施行にともない、廃止されました。

　メーカーが流通業者に対して卸売価格や小売価格を定めて守らせる**再販売価格維持制度（再販制度）**は依然として続いており、**新聞、雑誌、書籍、音楽テープ、レコード、CD（コンパクトディスク）の6品目**はこの制度によって価格が守られていますが、有識者や消費者などからは自由競争の原理にもとづき廃止すべきという意見が出ています。

(3) 価格と物価

　市場に出まわっているモノの価格を、統合的かつ平均的に見たものを「物価」といいます。

　モノの価格は、需要と供給の関係によって、刻々と変動します。そこで、物価を算出する場合は、ある時点からある時点までに、価格が全体としてどのくらい推移したか、ある時点を基準とした指数（物価指数）で表すのです。物価指数は、その国の経済動向や水準を判断する材料として用いられています。そして、暮らしのなかで代表的なものが、消費者物価と企業物価です。

- **消費者物価**…モノの価格が消費生活に及ぼす影響を見て、暮らしの良し悪しを測る代表的な**経済指標**で、総務省統計局が数字（消費者物価指数）をまとめ、毎月末に発表している。
- **企業物価**…企業間で取引される卸売段階での商品価格の水準を示し、景気の動向を見る指標で、日本銀行調査統計局が数字（企業物価指数）をまとめ、毎月中旬に発表している。国内について示す企業物価指数のほかに、海外取引の動向を見る輸出物価指数や輸入物価指数もある。

このほか、経済動向をはかる指標には次の表のようなものがあります。

▶主な経済指標

指標	指標の特徴	発表周期	発表機関
実質GDP	GDPは「国内総生産」のこと。伸び率から、景気動向を判断する。	3月・6月・9月・12月の中旬	内閣府
景気動向指数	「一致指数50%**超**」は景気拡張、「一致指数50%**以下**」は景気後退を示す。	毎月末	内閣府
日銀短期経済観測	企業の景気の総合判断を示す。	4月・7月・10月の初旬と12月の中旬	日本銀行
消費者物価指数	消費生活に及ぼす影響を見て、**暮らしの良し悪し**を測る。	毎月	総務省
企業物価指数	企業間取引での卸売価格の動きを示し、需要・供給の逼迫度で**景気動向**を示す。	毎月	日本銀行
マネーストック	金融機関以外の一般企業、地方公共団体、個人が保有する**通貨の量**を示す。	毎月	日本銀行
百貨店売上高	個人消費に占める割合から、個人消費動向の判断材料となる。	毎月末	日本百貨店協会
新車登録台数	伸び率から、景気動向を判断する。	毎月初め	日本自動車販売協会連合会
住宅着工統計	金融の動向によって大きく左右される住宅建築数から、景気を判断する。	毎月下旬	国土交通省

(4) インフレとデフレ

　消費者物価や企業物価などの物価指数が持続的に上昇していく状態をインフレーション（インフレ、物価上昇）といい、物価指数が持続的に下落していく状態をデフレーション（デフレ、物価下落）といいます。

　インフレで物の値段が高くなると、お金の価値は下がります。インフレが続き、**景気の低迷とインフレ状態が複合した経済状況**を、スタグフレーションといいます。

　反対に、デフレで物の値段が下がると、お金の価値は上がります。「お金の価値が上がる」のは好ましい状況のように思えるかもしれませんが、実際には、デフレは不景気と結びついています。デフレが続き、売上が減少すると、経営が悪化した企業が人件費などのコスト削減を行い、失業者が増大するおそれが生じます。**景気の低迷とデフレ状態が複合した経済状況**を、デフレスパイラルといいます。

2 景気と円高・円安

2級 (1) 経済活動の状況

　経済活動の状況のことを「景気」といいます。景気は、生き物と同じで、暖かいときは活発になり、寒いときは動きが鈍くなります。このため、「景気が過熱している」「景気が冷え込む」といった表現が使われます。そのほか、次のような表現があります。

- **景気の谷**…一番景気が落ち込んでいるとき
- **景気の山**…一番景気がよいとき（ピーク時）
- **景気の拡大局面**…景気の谷から山に向かっているとき
- **景気の後退局面**…景気の山から谷に向かっているとき

(2) 円高・円安の影響

　日本からの輸出が増えると、商品の代金（外貨）が日本国内に流入し、円に交換されます。この結果、円に対する需要が供給を上回り、円高（円の価値が相対的に高い状態）となります。反対に、日本への輸入が増えれば、商品の代金を支払うために外貨の需要が増えます。この結果、円安（円の価値が相対的に安い状態）となります。

　日本は、輸出大国であるとともに、輸入大国でもあります。このため、極端な円高や円安が進むと、株価などに影響を及ぼし、産業の空洞化（円高）、雇用、貿易摩擦（円安）といった問題につながります。国内経済の状況は、海外からの信用力にも大きく影響するため、通貨価値の変動に拍車をかけてしまうこともあります。

　なお、通貨価値は、原油価格の動向や機関投資家の思惑など、さまざまな要因で変動します。

▶円高・円安の影響の例

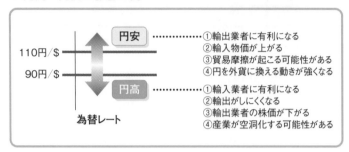

(3) 国内産業を守るセーフガード

セーフガードとは、特定品目の輸入が増大し、国内産業に重大な損害を与えた場合、または、与えるおそれがある場合に、その品目について輸入数量を制限したり、関税の引き上げをしたりすることができる緊急輸入制限措置のことです。GATTの特例に基づく措置で、世界貿易機関（WTO）の「セーフガードに関する協定」により明文化されています。

2級　このほか、輸入に関する用語には次のようなものがあります。

▶輸入に関する用語

用語	意味
並行輸入	海外商品について、国内の総代理店とは別の輸入業者が、第三国などにある同じメーカーの代理店などから別ルートで真正品を輸入・販売すること
輸入割当	輸入数量の増加によって国内産業が損害を被るのを防ぐため、特定品目の輸入数量を割り当てること
関税割当	一定の数量の枠内にかぎり、無税または税率を低くすることで、輸入品を安価で供給できるようにすること。この枠を超える輸入分については、税率を高くすることで、国内生産者の保護を図ることになる。
特恵関税	先進国が途上国から輸入する場合にかぎり、一般の関税率よりも税率を低くすること

3 暮らしと税金

(1) 収入と所得

収入とは、入ってきたお金の総額（支給総額）のことで、所得とは、収入から経費などを差し引いた金額のことです。

この所得に対して、所得税が課されます。所得はその性質から下表のように分類され、所得税は、合計所得に応じて段階的に税率が引き上げられる累進課税制度が採用されています。

▶所得の種類と内容

種類	内容
利子所得	預金金利、公社債利子などの分配金による所得
配当所得	株式、出資金の配当による所得
事業所得	農業、漁業、製造業、卸売業、小売業、サービス業などの事業による所得
不動産所得	家賃、地代、駐車場代などの不動産貸付の対価による所得
給与所得	給与・賞与（現物給与・現物賞与を含む）による所得
退職所得	退職金による所得
譲渡所得	資産の譲渡、資産の売却による所得
山林所得	山林の伐採、山林の譲渡による所得
一時所得	生命保険の保険金、懸賞の賞金などによる所得
雑所得	上記の所得に該当しない所得（公的年金・個人年金、作家以外が得た原稿料など）

一般企業に勤める人の場合、収入である給与から所得税、住民税、社会保険料（健康保険料、年金保険料、雇用保険料）などを差し引いた残りの金額（可処分所得）が手元に残り、私たちの生活の原動力となるのです。

(2) 税金の種類

私たちが支払っているさまざまな税金は、納められる場所によって分類され、国に納める税金を国税、都道府県や市区町村に納める税金を地方税といいます。

また、税金には、税金を負担する人と税金を納める人が同一である直接税

と、税金を実質的に負担する人と、税金を実際に納める人が異なる間接税があります。消費税は間接税の代表例といえます。

▶主な税金の種類

区分		内容
直接税	国税	所得税、法人税、相続税、贈与税
	地方税 （都道府県）	都道府県民税、事業税、自動車税、不動産取得税、自動車取得税
	地方税 （市区町村）	市町村民税・特別区民税（東京23区）、固定資産税、軽自動車税
間接税	国税	消費税、酒税、揮発油税、たばこ税、関税、印紙税
	地方税 （都道府県）	地方消費税、都道府県たばこ税、ゴルフ場利用税、軽油引取税
	地方税 （市区町村）	市町村たばこ税、入湯税

（3）税金に関する用語

税金に関連する用語として、覚えておくべき用語は次のとおりです。

▶覚えておくべき税金に関する用語

用語	意味
確定申告	所得税、法人税など申告納税制度をとる税について、課税標準および税額を確定するために納税義務者が行う申告のこと
還付申告	納め過ぎた税金を戻してもらう（還付を受ける）ために行う申告のこと
源泉徴収	企業が従業員に給与や報酬を支払う際に、所得税などを差し引いて税金として納付すること
年末調整	源泉徴収は仮定の数字で計算されているため、差し引いた所得税などについて、1月1日～12月31日の1年分の精算を行うこと
申告納税	納税者が自ら、税務署に提出する納税申告書に記入して税金を納付すること

2級（4）消費税に関する知識

商品やサービスの価格表示には、税抜価格表示と税込価格表示がありますが、商品の価格を表示する場合、消費税を含んだ支払総額の表示（総額表示方式）が義務づけられています。

なお、取引の性格上、消費税を課すことがなじまないものや、社会政

策的な配慮から消費税を課さない以下の**17種類**については、**非課税取引**とされています。

- 土地の譲渡および貸付け
- 有価証券等（国債や株券、金銭債権など）の譲渡
- 支払手段（小切手、約束手形など）の譲渡
- 預貯金の利子および保険料を対価とする役務の提供
- 郵便事業株式会社、郵便局株式会社などが行う郵便切手類の譲渡、印紙の売渡し場所における印紙の譲渡、地方公共団体などが行う証紙の譲渡
- 商品券、プリペイドカードなどの物品切手等の譲渡
- 国等が行う一定の事務（登記・登録、証明書の交付など）にかかる役務の提供
- 外国為替業務にかかる役務の提供
- 社会保険医療の給付
- 介護保険サービスの提供
- 社会福祉事業等によるサービスの提供
- 助産
- 火葬料や埋葬料を対価とする役務の提供
- 一定の身体障害者用物品の譲渡や貸付け
- 学校教育（授業料、入学金、施設設備費、在学証明手数料など）
- 教科用図書の譲渡
- 住宅の貸付け

高齢社会を支える制度・システム

(1) 高齢社会の課題

　日本は、2022年10月現在、高齢者（65歳以上）の人口は、約3,624万人となり、総人口に占める割合（高齢化率）も29.0％で、日本の高齢比率は、世界一となっています。このうち、75歳以上の後期高齢者は1,936万人であり、総人口に占める割合は15.5％となっています（内閣府「令和5年版高齢社会白書」より）。高齢者の人口は、今後ますます増加し、2065年には、高齢化率は約38.7％（75歳以上は約25.1％）に達し、約2.6人に1人が65歳以上、約4人に1人が75歳以上になると予測されています。

　一方で、少子化により、20〜64歳の割合は減り続けています。従来の税金制度は、年金等の費用を主に直接税に頼っており、このままでは、年金・医療・福祉のための費用がまかなえなくなるおそれがあります。

(2) 公的年金と企業年金

　従来の公的年金や企業年金は、少子高齢社会や長引く低金利により、財源不足という問題に直面しています。このため、公的年金では、拠出金額の引き上げや給付年齢の引き上げが行われました。また、企業年金では、従来の確定給付年金をやめ、自分で年金の掛け金の運用方法を選択・指示し、運用成績によって年金が決まるという、自己責任型の年金制度（確定拠出年金。「日本版401k」とも）が導入されています。

(3) 日本の社会福祉制度

　「福祉」とは、社会のすべての人が幸福で安定した生活を営むことです。そして、「社会福祉」とは、個人や家族だけでは解決することのできない生活上の問題を解決していくために、社会的に行う取り組みをいいます。

　社会福祉には、大きく次の3つの役割があり、こうした福祉に関連する用語には、下表のようなものがあります。

- 未成年者、高齢者、障がい者など、生活上の支援や介助を必要とする人への支援・介助
- 社会的な経済的困窮者、住む家を持たない人などに対し、生活を維持し、質を向上させるためのサービスの提供
- 福祉制度および介護施設・福祉施設の整備

▶福祉に関する用語

用語	意味
バリアフリー	もともとは、建物内の段差などを除去することを意味する建築用語で使われていたが、現在は、障がいのある人の社会参加を困難にしている社会的・制度的・心理的すべての困難を除去することにも用いられる。
ユニバーサルデザイン	製品や環境などについて、年齢、性別、身体的状況、国籍、言語、知識、経験などの違いに関係なく、すべての人が使いこなせるようにしたデザインや、そのようなデザインをめざす概念
デイケア	自宅から施設等に通い、入浴・食事などの介護、機能訓練（予防介護）、リハビリテーションなどの介護を受けるサービス
イブニングケア	安らかな入眠を促すためにベッド（寝床）を整えたり、排泄や洗面などを介助するサービス
プライマリケア	病院や診療所といった身近な医療機関が行う、健康相談や診療など、日常的な保健・医療サービス
緩和ケア	治療が有効でなくなった患者とその家族にとってできる限り高いQOL（生活の質）を実現することで、末期だけでなく、さらに早期の患者に対しても治療と同時に適用するプログラム
ターミナルケア	末期がんなど、回復の見込みのない患者の苦痛を緩和し、臨終を迎えるまでを精神的に支える終末期の介護や医療
インテグレーション	社会福祉サービスの利用者が、差別なく地域社会と密着して生活できるように援助したり、その問題解決にあたること
インフォームドコンセント	医師が患者に病状や治療方法などを説明し、患者から治療の同意を受けること
セカンドオピニオン	医師の診断や治療方法が適切であるかどうかを、患者が別の医師や専門的な知識をもった第三者に意見を求めること
タウンモビリティ	高齢者や障がい・病気・けがなどでスムーズな移動ができない人たちに、商店街や商業施設が、電動スクーターや車椅子を貸し出して買い物や散策ができるようにする外出支援

5 暮らしと契約

(1) 暮らしにまつわる契約

　「契約」は、人と人との約束事です。食品の購入は売買契約であり、バスや電車に乗ることは運送契約、CDやDVDのレンタルは賃借契約、会社に勤めることは雇用契約、お金を借りることは金銭消費貸借契約にそれぞれ該当します。

　契約は、契約書を取り交わさなくても成り立ちます。したがって、インターネットによる通信販売など、あらかじめ自分で現物を確認できない商品を購入する場合は、特に、気をつけなければなりません。訪問販売やカタログ販売などでは、販売員やカタログの説明を判断基準にして、購入を決めることもあるでしょう。この場合も、いくらで（価格）、どのような内容で（内容）、どんな条件があるか（条件）を詳細に確認しておくことが必要です。トラブルを未然に防ぐうえで重要であり、ものごとを見る眼も養われます。

　注意が必要な悪質商法は、次のとおりです。

▶注意が必要な悪質商法の例

種類	商品・サービスの例	販売方法の例
キャッチセールス	エステティック会員、絵画、化粧品、アクセサリー	・駅前や繁華街の路上で「お肌のアンケートをさせてください」「無料でサービスします」などと声をかけ、喫茶店や営業所に連れ込み、商品やサービスを購入させる。 ・「モニターは格安にします」と言って、会員権などの契約をさせるモニター商法をあわせたものもある。
アポイントメントセールス	アクセサリー、着物、レジャー会員権	・「あなたが選ばれました」「プレゼントが当たりました」などと電話をし、喫茶店や営業所に呼び出し、商品やサービスを購入させる。 ・「友人のアルバムで写真を見て、お会いしたいと思いました」と親しげに電話で誘って、アクセサリーや着物などの契約を結ばせる恋人商法もある。

（つづき）

種類	商品・サービスの例	販売方法の例
かたり商法	消火器、浄水器、電話機	・作業服を着て「消防署から来ました」「水道局から来ました」などと職員を装い、家を訪問し、商品を購入させる。 ・摂取した水に薬品を入れて、変色した水を見せ、「こんな水を飲んでいたら健康に悪いですよ」といって、高額な浄水器を取り付ける実験商法もある。
ネガティブオプション	ビデオソフト、雑誌、ダイエット食品	・注文していないのに商品を一方的に送りつけ、返品したり、「購入していない」という意思を示さないかぎり、購入を承諾したものとして商品代金を請求してくる。送りつけ商法ともいう。 ・「受け取った以上は仕方がない」とあきらめさせたり、注文していたと勘違いをさせて代金を支払わせる。
SF商法	羽毛ふとん、磁気治療器、健康食品、電気治療器具	・会場に人を集め、日常品を無料または安価で配って雰囲気を盛り上げた後、最終目的である高額な商品を売りつける。 ・「タダでもらっておいて、何も買わずに帰るのか」と脅かしたり、会場内の雰囲気で一種の催眠状態にして、買いたい心理を高揚させる催眠商法もある。
内職商法	パソコン文書作成、宛名書き、チラシ配り	・「自宅で高収入」「サイドビジネスに最適」などと折込み広告で募集し、申し込むと商品を買わせたり、材料費や講習料を支払わせる。 ・「チラシを配るだけで高収入」と折込み広告で募集し、申し込むと、高額な金額で代理店契約をさせられることもある。 ・チラシを配ってもほとんどマージン（販売手数料）が入らず、苦情を言っても「配り方が悪い」などと取り合ってくれないことが多い。
霊感商法	壺、絵画、水晶玉、数珠	・健康、仕事、家族などの悩み事相談に応じ、弱みを知ると、「あなたの家には悪霊がとりついている」「放っておけばたたりがある」などといって高額な古美術品などを売りつける。 ・霊をはらうと称して行われる祈祷に対しても高額な支払いを請求する。
マルチ商法	健康食品、パソコン、化粧品、健康器具、婦人下着	・商品を買って会員になり、知人や友人を紹介すればリベート（報奨金）が入り、自分の系列に加入者を増やしていくと大きな利益が得られるシステム。利益を得るために強引な勧誘をする結果、周囲との人間関係が壊れたり、売れないため自分で商品を抱え込んでしまうことが多い。 ・近年では、目的を偽り、公的な施設を会場として利用している場合もある。

(つづき)

種類	商品・サービスの例	販売方法の例
振り込め詐欺	慰謝料など（現金）	・家族を装い電話をかけ、「交通事故を起こしたから、すぐにお金を振り込んでほしい」と言って、指定した口座に振り込ませる。そのほかの理由で現金を振り込ませるものに、架空請求詐欺、融資保証詐欺、オレオレ詐欺などがある。 ・最近では、犯人がグループ化し、家族、警官、弁護士、被害者などの役を分担して金銭をだまし取ろうとするものも増えている。
フィッシング詐欺	暗証番号、クレジットカード番号など	・金融機関などの正規のメールやWebサイトを装い、情報を入力させ詐取する。 ・詐取された暗証番号、クレジットカード番号などは、犯罪に利用されるおそれがある。

（2）消費者を守る制度

　契約は、双方が内容について平等の知識をもち、かつ、自由意思にもとづいて行うことが原則です（契約自由平等の原則）。そこで、原則が守られていないおそれのある契約を申し込んだり、締結したりしてしまった消費者に対し、一定期間（**契約書を交付された日を含めて8日以内**など）、冷静に考える時間（**熟慮期間**）を与えて、契約の申し込みをキャンセルしたり、契約を解除できるよう、消費者救済を目的とした制度を**クーリングオフ制度**といいます。

　契約のキャンセル・解除は、契約日や相手企業・担当者、商品名と金額等を記載し、契約解除の意志を明記した書面を一方的に送りつければよく、**発送日が契約解除の日**として認められます。

　クーリングオフができるのは、訪問販売、割賦販売、マルチ商法など法律に規定のある場合や、業界が自主的に規定している場合、業者が個別に契約内容に取り入れている場合です。

　ただし、条件を満たしていても、クーリングオフができる期間が経過してしまった場合や**3,000円未満**の商品を受け取り、かつ、代金を全額支払っている場合、**化粧品**など、いったん使用するとクーリングオフができないことをあらかじめ告げられていた商品の場合、**乗用車**など、クーリングオフの対象ではない商品の場合には、クーリングオフはできません。

2級 (3) 消費者を守る法律

　強引な販売や脅迫のような販売により、消費者が理不尽な契約を結んでしまうこともあります。このような契約のトラブルを回避するため、次の法律があります。

- **特定商取引に関する法律**（特定商取引法）

　事業者による違法・悪質な勧誘行為などを防止し、消費者の利益を守るための法律。訪問販売や通信販売といった消費者トラブルが起きやすい取引を対象に、ルールを定めている。

　対象となる取引は、**訪問販売、通信販売、電話勧誘販売、連鎖販売取引、特定継続的役務提供、業務提供誘引販売取引、訪問購入**の7類型。

- **消費者契約法**

　消費者と事業者との契約において、不当な勧誘や不当な契約条項を禁止するなど、消費者の利益を守るための法律。

　消費者と事業者との間で結ばれた契約のうち、契約内容に記されている事実と異なることを告げられた契約や、将来の変動が不確実なものを「必ず値上がりします」など確実な情報として告げられた契約、自宅や職場に長時間居座られ、帰ってほしい旨の意思表示をしても居座り続けられて仕方なく結んだ契約、店舗などで、消費者が帰りたい旨の意思表示をしても事業者に帰らせてもらえず、仕方なく結んだ契約については、**労働契約を除き**、取り消すことができる。

6

食品の安全と法律

2級 (1) 食糧管理法から食糧法へ

　1942年に**食糧管理法**が施行され、食糧管理制度が始まりました。ここでいう食糧とは、食用とする食べ物のうち、米・麦など主食になるものをさします。

　食糧管理制度は、太平洋戦争に勝つために、かぎりある食糧を国民に平等に分け与えようとした制度です。しかし、戦後、米の過剰生産の時代を迎えると、政府が生産者から買い上げて管理する政府米について、買上価格と市場価格とがかけ離れるといった問題が起きました。このため、1995年11月に**食糧法（主要食糧の需給及び価格の安定に関する法律）**に移行しました。

　食糧法は、政府管理から民間流通を軸とした食糧管理制度への移行を図ったもので、政府米の価格決定に市場原理を導入し、備蓄、生産調整、米の**ミニマムアクセス**が法制化されました。その後、生産者から政府への売り渡し義務を大幅に緩和し、米をはじめ主要穀物の多様な流通と販売方法が認められるようになりました。

(2) 食の安全・安心を守る法律

● **食品表示法**

　JAS法、食品衛生法、健康増進法の食品表示に関する規定を統合して包括的かつ一元化した法律。食品表示法による食品基準は、**消費者の求める情報提供と事業者の実行可能性のバランス**を図り、双方に分かりやすい基準とすることを目的に、2015年4月1日から施行された。

● **日本農林規格等に関する法律（JAS法）**

　適正な食品表示、農林物資の品質改善、生産の合理化、取引の公正化などによって**消費者の商品選択を助ける**ことを目的とした法律。近年、食品に対しては、味や鮮度、健康への影響だけではなく、安全・安心に関心が

高まり、消費者の目も厳しくなるなか、消費者への情報開示を目的とした改正が行われた。違反業者には、指示、公表、命令の三段階の処分が行われ、命令に従わない場合、罰金が科せられる。

● 食品衛生法

飲食による衛生上の危害の発生を防止し、公衆衛生の向上と国民の健康増進について定めている。食品に関する問題はより複雑化していることから、食中毒などの食品による危害防止はもちろんのこと、遺伝子組換え農産物や、ダイオキシン類による環境ホルモン、食品添加物、残留農薬、容器・包装などもチェックし、安全で安心できる食品を確保し、提供することを目的とした法律。

● 健康増進法

国民の健康維持増進と現代病予防を目的とした法律。健康の増進は国民1人ひとりの主体的努力によってなされるべきであり、その取り組みの努力を国や地方公共団体、企業などが支援するという立ち位置のもと、急速な高齢化の進展と疾病構造の変化にともなう国民の栄養の改善や、健康の増進を図るための措置を定めるとともに、国民に対しても、生涯にわたって自らの健康状態を自覚し、健康の増進に努めることを求めている。

● 不当景品類及び不当表示防止法（景品表示法）

独占禁止法の特例法として、公正な競争を確保し、一般消費者の利益を保護する目的で、不当な景品類の制限・禁止や不当な表示の禁止を定めている。過大な景品付き販売によって、景品につられた消費者が質のよくない商品・サービスを購入したり、実際よりも質をよく見せかける表示によって消費者が不利益を被るなどの事態を防止し、よりよい商品やサービスを自主的かつ合理的に選べる環境を守るための法律。

● 製造物責任法（PL法）

製造物の責任関係を明らかにした法律。輸入者、製造者、加工者、販売

者、飲食店などのすべての事業者が、企業・個人を問わず対象となる。製造物の欠陥（食品の場合は、異物混入や腐敗・変敗など）によって生命、身体または財産に損害が生じた場合に、被害者はその事実を証明することで、メーカーなどに対して損害賠償を求めることができる。たとえば、販売者の商品保管の方法が不適切であり、販売者に過失が認められると、販売者は製造者などに対して、責任を負担しなければならない。

対象となる食品は製造または加工された加工食品であり、生鮮食品は対象外。

- 食品安全基本法

食品安全基本法は、関係者の責任と役割を明らかにするとともに、基本的な方針を定め、食品の安全性の確保に関する施策を総合的に推進するための法律。国や地方公共団体と食品関連事業者はもちろん、消費者も、食品の安全性の確保のため、積極的に役割を果たすことが必要とされている。

- 牛の個体識別のための情報の管理及び伝達に関する特別措置法（牛肉トレーサビリティ法）

日本で生まれた牛ならびに国産牛に、10桁の個体識別番号を付けて、食肉になるまで、その番号を伝達することを義務づけた法律。なお、「トレーサビリティ」とは、正確には、「生産流通履歴情報把握システム」といい、生産と流通の履歴情報をインターネットなどで検索できるシステムをいう。

- 米穀等の取引等に係る情報の記録及び産地情報の伝達に関する法律（米トレーサビリティ法）

米や対象となる米加工品などを扱う事業者に、取引などの記録の作成と保存を義務づけるとともに、生産者などが出荷した対象米穀等を出荷または販売する場合の産地情報の伝達を義務づける法律。これにより、国民の健康の保護、消費者の利益の増進、農業と食関連産業の健全な発展を図る

ことを目的としている。

　対象となる食品は、米穀（籾、玄米、精米、砕米）、米粉や米粉調製品、米麹、米菓生地等の中間原材料、米飯・餅、団子、米菓、清酒、単式蒸留焼酎、みりん。

2級 ● 計量法

　計量の基準を定め、適正な計量の実施を確保することで、経済の発展および文化の向上に寄与することを目的とした法律。国際的な計量単位（国際単位系：SI）に整合した計量単位の導入や商品の販売にかかる計量、取引証明に使用する特定計量器、特定計量器の定期検査、計量証明事業、計量士による検査などの制度を規定している。

7

ISOのマネジメントシステム

2級 (1) ISOとは

　ISOとは、工業標準の策定を目的とする各国の標準化機関の連合体のことで、「国際標準化機構」と訳されています。よく知られている代表的な国際規格は、次のとおりです。

- ISO 9001…製品やサービスの品質保証を通じて、顧客や市場のニーズに応えるために活用する品質マネジメントシステムの国際規格。近年は、コンプライアンスやコーポレートガバナンスの要素である業務効率の改善や組織体制の強化に活用されている。
- ISO 14001…サステナビリティの考えをもとに、社会のニーズに応え、環境と経営の両立をめざす環境マネジメントシステムの国際規格
- ISO 22000…HACCPの食品衛生管理手法をもとに、消費者に安全な食品を提供することを可能にする食品安全マネジメントシステムの国際規格

(2) コンプライアンスとコーポレートガバナンス

　コンプライアンスとは、事業活動において法律を遵守すること、広くは倫理や道徳などの社会的規範を守って行動することで、一般には、「法令遵守」と訳されています。

　また、コーポレートガバナンスとは、企業を健全に運営するためのしくみであり、「企業統治」と訳されています。

　不祥事が企業に与えるダメージは、事態収束のためのコストだけでなく、信用失墜、ブランドイメージの低下、社会的制裁などきわめて大きいものです。不祥事が発生しないようにコンプライアンスを重視することは、経営の最重要課題の1つとなっています。

なお、コーポレートガバナンスの主な目的は、次のとおりです。

- 経営者に権限が集中することによる弊害を監視・阻止する。
- 組織ぐるみの違法行為を監視・阻止する。
- 企業理念を実現するために業務活動が方向づけられていることを監視する。

---

(3) サステナビリティ

サステナビリティとは、「持続可能性」を意味します。

企業におけるサステナビリティでは、取引関係や雇用などの経済的側面だけでなく、環境問題などに対する取り組みや、社会貢献活動などの社会的側面も含めて、継続性をもって貢献できることを指しています。

サステナビリティを実現するために、何をすべきかの指針となるのがSDGs（Sustainable Development Goals の略）で、日本語では「持続可能な開発目標」と訳されます。SDGsは、「誰一人取り残さない」という理念をもとに、2015年9月の国連サミットで採択された「持続可能な開発のための2030アジェンダ」に記載された国際目標で、17の目標と169のターゲットからなります。

17の目標には、「貧困をなくそう」「ジェンダー平等を実現しよう」などがあります。

企業活動におけるサステナビリティへの取り組みの指針として、このほかにESGやCSRなどがあります。

ESGとは、環境（E：Environment）、社会（S：Social）、統治（G：Governance）の頭文字を合わせた言葉で、企業が長期的に成長するためには、ESGの3つの観点が必要であるという考え方です。

CSRとは、「Corporate Social Responsibility」の略で、「企業が行う組織活動における社会的責任」を意味します。

8 ▶ 食品と環境問題

（1）食品廃棄物の問題

　一般家庭から毎日出されるゴミは、1年間に国内で排出される**食品廃棄物**の半分近くを占めています。

　食品メーカーでは、ゴミを堆肥や飼料として再生利用するなど、リサイクルの努力をしています。たとえば、大手ファミリーレストランや居酒屋チェーンでは、缶や発泡スチロールの容器を使わないようにしたり、商品別に店舗のストッカー（保存庫）の容量に合わせて容器を小型化して納品するなど、再生利用の拡大や廃棄物の削減を推進しています。

　食品廃棄物とは、食品の製造・加工過程で発生するゴミ、食べ残しまたは売れ残りによるゴミ、廃食用油などが含まれます。2021年度の食品廃棄物の内訳を業種別にみると、食品産業全体の**約8割**が**食品製造業**です（食品製造業1,386万トン、食品卸売業22万トン、食品小売業114万トン、外食産業147万トン）。

（2）暮らしと環境対策

　環境にかかる負担や廃棄物の発生を抑制するために、必要以上の消費や生産を抑制したり、生産をやめることを**リデュース**（Reduce：減量）といいます。物の寿命をできるだけ延ばしたり、製品の全部ではなく、部分的な交換によって継続して使用できるようにつくることもリデュースの一環です。リデュースと**リユース**（Reuse：再使用）、**リサイクル**（Recycle：再生利用）を同種の言葉として、あわせて3Rと呼ぶことがあります（さらに**リフューズ**（Refuse：ゴミになるものを拒否する）、**リペア**（Repair：修理して使う）を加えて5Rと呼ぶこともあります）。

　現在、リデュースをさらに推進するための運動（ゼロエミッション：あらゆる産業から出るすべての廃棄物を、ほかの分野の材料として活用することで、廃棄物をゼロにすることをめざした運動）が各業界で行われています。この取り組みは、**循環型社会システム**の構築にもつながります。

このほか、落ち葉や藁などの植物から生まれる農産廃棄物を利用し、堆肥づくりを行う**コンポスト**や、びんなどの容器の回収率を高めるため、ビールや牛乳の販売時には容器代金を上乗せし、後で容器が返却されれば、上乗せした代金（預かり金）を返還するしくみがあります。この預かり金を、**デポジット**といいます。

(3) 廃棄物のリサイクルに関する法律

廃棄物にともなう環境への負担を軽減するため、食品だけでなく、さまざまな廃棄物を削減するための努力がなされており、国もこうした努力を後押しする法律を制定しています。主なものは以下のとおりです。

- **食品循環資源の再生利用等の促進に関する法律（食品リサイクル法）**

  食品廃棄物の状況が深刻化し、環境への負荷が大きな社会問題に発展するなかで、食品廃棄物を削減するとともに、飼料や肥料などの原材料として再生利用するために制定された法律。

  食品関連事業者の責務として、食品廃棄物などの発生の未然抑制（**発生抑制**）、食品循環資源の肥料や飼料、油脂、油脂製品、メタンの原材料としての利用（**再生利用**）、生ゴミ処理機を利用した、食品廃棄物の脱水、乾燥、発酵、炭化（**減量**）が定められている。

- **容器包装に係る分別収集及び再商品化の促進等に関する法律（容器包装リサイクル法）**

  容器包装（商品を入れる容器および商品を包む包装）廃棄物におけるゴミの減量化を図るために制定された法律。

  なお、容器包装のうち、**スチール缶**、**アルミ缶**、**紙パック**、**段ボール**は、従来からリサイクルが行われていたという理由により、**法律の対象からは除外**されており、また、「容器包装」とは、商品を消費したり、商品と分離した場合に不要になるものをさすため、次の表に示すように中身が商品でないものや、商品ではなくサービスの提供に使われたもの、中身の商品と分離しても不要にならないものなどは対象

外となる。

▶容器包装の対象外となるものの例

種類	例
中身が商品ではないもの	手紙やダイレクトメールの封筒、景品を入れた紙袋や箱、家庭で付した容器や包装
商品ではなくサービスの提供に使われたもの	クリーニングした衣類を入れた袋、レンタルビデオを入れた袋、宅配便に使った容器や包装
中身の商品と分離した際、不要にならないもの	CDのケース、書籍のカバー、楽器やカメラのケース、日本人形のガラスケース
社会通念上の判断によるもの	ラベルやステッカーなど商品全体を包む面積が2分の1に満たないもの、握りずしの中仕切り（バラン）、容器包装と分離されて使われているもの

2級 ● 特定家庭用機器再商品化法（家電リサイクル法）

　　家庭用機器（家電）について、消費者、販売店、メーカーが、それぞれの役割を分担してリサイクルを推進することを目的とした法律。

　　対象となる4品目（**エアコン、テレビ、冷蔵庫・冷凍庫、洗濯機・衣類乾燥機**）は、ゴミとして捨てるのではなく、別途回収する。回収量は順調に伸びているが、消費者にはリサイクル料金の支払いが義務づけられているため、料金負担を嫌う人が不法投棄するという問題も起きている（家電リサイクル法を知らずに、対象となる製品を粗大ゴミとして捨てた場合も、同様に不法投棄となる）。

● PCリサイクル法（資源の有効な利用の促進に関する法律）

　　使用済みのパソコンについて、企業や法人から排出されるパソコン（**事業系パソコン**）、個人や家庭から排出されるパソコン（**家庭系パソコン**）のそれぞれにメーカーによる回収・リサイクルを義務づける法律。

- **プラスチック新法（プラスチック資源循環促進等に関する法律）**

   プラスチック資源循環を進めることを目的とし、プラスチック使用製品の設計・製造から、販売提供、ゴミの排出と回収、リサイクルするまでの各段階において必要な措置を定めた法律。

   これまでの3R（リデュース・リユース・リサイクル）に、リニューアブル（Renewable：再生可能資源の活用）の考え方が加えられた。

(1) eコマースによるオンラインショッピング

eコマース（電子商取引）は、商取引上のモノ・カネ・情報の３つの流れ
を電子化し、インターネット上ですばやく統合させていくシステムです。オ
ンラインショッピングとして、仮想商店街が拡大しています。

3級 ▶eコマースの取引形態

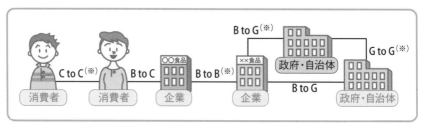

（※）**C to C**：Consumer to Consumer の略。
（※）**B to B**：Business to Business の略。
（※）**B to G**：Business to Government の略。
（※）**G to G**：Government to Government の略。

2級 (2) ショッピングサイトのしくみ

オンラインショッピングができるほとんどのショッピングサイトで
は、Webサーバーとデータベースサーバーが連携して動作していま
す。データベースには、顧客情報、商品情報、在庫情報、販売情報など
が格納され、新たな情報はリアルタイムに追加・更新されます。ショッ
ピングサイトの管理者は、データベースの販売情報をもとにして、商品
の発送や請求の手続きを行います。

▶ショッピングサイトのしくみ

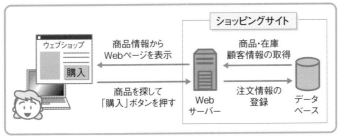

（出典）総務省「国民のための情報セキュリティサイト」

3級 (3) 消費とカード社会

　日常生活では、代金の支払いにカードを利用する機会が多く、オンラインショッピングでも、クレジットによるカード決済が増加しています。主なカードの種類は次のとおりです。

▶主なカードの例

種類（意味）	利用場面	しくみ
プリペイドカード (プリペイド＝代金前払い)	交通手段（電車、バス）など	現金を先に支払い、その支払い金額に相当するまで利用できる。
クレジットカード (クレジット＝代金後払い)	買い物、飲食など	商品代金を後から支払う。「借金をして買う」ということなので、支払能力に応じた消費であることが、利用の絶対条件といえる。
デビットカード (デビット＝代金即時払い)	買い物、飲食など	銀行などのキャッシュカードで支払うことで、代金が利用者の預金口座から引き落とされ、加盟店の指定する口座に入金される。

2級 (4) SPAによるマーケティング

　SPA（Speciality Store Retailer of Private Label Apparel／アパレル製造小売専門店）は、衣類メーカーなどが自社で独自のコンセプトにもとづいて商品を企画・開発し、生産・管理・流通・店舗開発・販売などを一貫して行うというように、自社で製造・販売を行う製造小売業を指します。つまり、メーカーが、生産から販売までを一貫して行うという

ものです。

　SPAによって、顧客の要望に対応した品ぞろえと魅力的な価格で人気を得ている企業として、ユニクロ、ギャップジャパン、ファイブフォックスなどがあります。

　SPAの**メリット**として、生産と販売を直結させることで、中間マージンなどのコストが省け、低価格で製造できること、顧客ニーズをより的確につかむことができること、売れ行きをチェックすることで、的確に品ぞろえができることが挙げられますが、**デメリット**としては、自らの企画・生産であるため、リスクが大きいこと、顧客のリサーチから企画を仕上げるまでの手間と時間がかかること、工程管理から店頭のオペレーションまで、幅広いノウハウが必要になることが挙げられます。

(5) FSPによるマーケティング

　FSP（Frequent Shopper Program）とは、小売店が行う**ポイント制度**のことです。顧客が買い物をするときにポイントが発生し、ポイントに応じたサービス（値引きや景品交換など）を行います。

　ポイントカードやサービス提供カードといった顧客カードを発行することによって、顧客1人ひとりの購買データを基礎情報として取得することができます。顧客がカードを利用するたびに、購買履歴がデータベースに蓄積され、顧客データベースを活用したマーケティングが行えます。

10 世界と日本の食料事情

2級 (1) 世界の食料事情

　FAO（国連食糧農業機関）とOECD（経済協力開発機構）に報告される各国の食料需給表によると、先進国の問題としては飽食、食料の浪費、エネルギーや動物性脂肪の過剰摂取による生活習慣病が挙げられ、途上国の問題としては飢え、栄養不足、たんぱく質およびエネルギー欠乏によるマラスムス、動物性たんぱく質不足によるクワシオコールが問題として挙げられており、真逆の状態となっています。

(2) 世界と日本の食料自給率

　食料自給率とは、食料の国内での生産量と国内での消費量との関係を数値化したもので、国内の食料で、国民の食生活をどれだけまかなうことができるかを示す指標です。一般的には、食料に含まれるカロリーを用いて計算する供給熱量食料自給率（カロリーベース自給率とも。**国産供給熱量÷供給熱量×100**の式で求められる）を用います。

　日本の食料自給率を見ると、1965年には73%だった供給熱量食料自給率はその後下落を続け、2021年には38%となり、近年は横ばい状態で推移しています。

　そこで農林水産省は、食料自給率の向上をめざして、2005年3月に「食料・農業・農村基本計画」を策定しました。この計画では、食料として国民に供給される熱量の5割以上を国内生産でまかなうことを基本的な目標とするとともに、今後の達成可能な水準として、2030年度には、カロリーベースで45%（2021年度のカロリーベース38%）、生産額ベースで75%（2021年度の生産額ベース63%）にすることを掲げています。

　なお、価格を用いて計算する生産額ベース食料自給率は、比較的低カロリーであるものの、健康の維持増進に重要な役割を果たす野菜や果実などの生産活動について、より的確に反映させるために設定されたものです。

　このほかにも、主食の米や麦などの穀物による飼料を含む重量ベースの穀

物自給率（2021年度の穀物自給率29％）などの品目別自給率があります。

▶ 日本の品目別食料自給率（2021年度確定値）

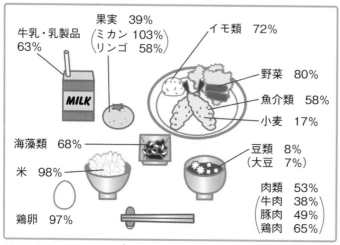

牛乳・乳製品　63％

果実　39％
（ミカン 103％）
（リンゴ　 58％）

イモ類　72％

野菜　80％

魚介類　58％

小麦　17％

海藻類　68％

米　98％

鶏卵　97％

豆類　8％
（大豆　7％）

肉類　53％
（牛肉　38％）
（豚肉　49％）
（鶏肉　65％）

（出典）農林水産省「日本の食料自給率」より

（3）食への意識の変化

　「どこで食べても同じ味」「安くて効率がよい」「出てくるのが早い」などといったファストフードに対して、「スローフード」という言葉があります。ファストフードによって、全世界で味の均質化が起きていることに問題意識をもったイタリアの消費者運動家が始めたスローフード運動を含め、世界各国で食に対する姿勢が注目されています。スローフード運動では、次の3つの活動を行います。

- 消えつつある郷土料理や質の高い食品を守ること
- 質の高い食材を提供してくれる小生産者を守っていくこと
- 子どもたちを含めた消費者全体に、味の教育を進めていくこと

　また、フードマイレージとは、生産地から食卓までの距離が短い食料を食べたほうが輸送にともなう環境への負荷が少ないという仮説を前提として、イギリスの消費者運動家が提唱している概念です。輸入相手国からの輸入量

と距離（国内輸送は含まない）で計算し、値が大きいほど地球環境への負荷が大きいという考え方で、「**フードマイレージ（tkm）＝輸入相手国別の食料輸入量（t）×輸出国から日本までの輸送距離（km）**」で求められます。

2級 このほか、LOHAS（Lifestyles of Health and Sustainabilityの略）とは、**健康と地球の持続可能性を志向するライフスタイル**をいいます。地球の環境保護と健康な生活を最優先して、人類と地球環境が持続できるようなライフスタイルや、それを望む人たちを総称したものです。LOHAS市場として、食品の選択（健康的なライフスタイル）、健康増進と予防医学（代替医療）、人の潜在能力の持続可能開発（自己開発）、天然資源利用の減少（持続可能な経済）、人と自然界の調和・共存を目的とした製品やサービスの実現（環境に配慮したライフスタイル）の5部門が挙げられます。

　また、原料の調達から製造・輸送・消費後の廃棄までの過程で、その商品が発生させる二酸化炭素（CO_2）の総量を食品に表示するという**カーボンフットプリント**も、社会全体の「低炭素化」を図るための取り組みの一環として注目されています。

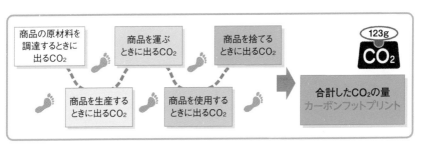

（イラスト資料）環境省

●編者紹介●

一般社団法人 FLAネットワーク®協会（Food & Lifestyle Adviser）

「食生活アドバイザー®検定」の主催団体。自分のライフスタイルを考え、自ら創造し、そして実践できる人材を育てることを目的として1999年4月に組織された。

自己責任時代の生き方や働き方、食に関する正確な知識をそれぞれの立場にあった視点でアドバイスできる人材を育成している。

「食生活アドバイザー®」「食アド®」「FLAネットワーク®」はFLAネットワーク®協会が使用権を有する登録商標である。

●著者紹介●

竹内　弘光（たけうち ひろみつ）

一般社団法人FLAネットワーク®協会会長。食アド®Academy学長。食生活アドバイザー®公認講師代表。

高等教育、専門教育、社会人教育と幅広く教授し、さまざまな教育機関で教鞭をとる傍ら、食品メーカー、百貨店、地方公共団体などでの社員研修会・セミナー、講演会など全国で活躍している。代表的な著書、『【公式】食生活アドバイザー®テキスト＆問題集シリーズ』（日本能率協会マネジメントセンター）をはじめ多数の著作物がある。

「🍴食生活アドバイザー®」の他、通信講座「🥬野菜スペシャリスト®」「🍳作りおき料理コーディネーター®」（U-CAN）の執筆・監修も手がける「食の資格」を開発する第一人者である。

●ロゴマークの意味●

3つの丸は「人」「食」「生活」を表し、同時に形態的に「人」の文字を表現することで、「人の結びつき」が基本であることを示しています。

また、この3つの丸が囲む有機的な楕円は、食卓をイメージしながら、「コミュニケーション」と「ライフスタイル」をシンボリックに表現しています。

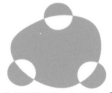

食生活アドバイザー®
食生活アドバイザー®は「食べる」を「生活」の視点で考えます

2024-2025年版
【公式】食生活アドバイザー®2・3級ポイントチェック

2024年3月30日　初版第1刷発行

編　者——一般社団法人FLAネットワーク®協会
　　　　　©2024 FLA network
発行者——張　士洛
発行所——日本能率協会マネジメントセンター
　　　　　〒103-6009　東京都中央区日本橋2-7-1　東京日本橋タワー
　　　　　TEL 03(6362)4339(編集)／03(6362)4558(販売)
　　　　　FAX 03(3272)8127(編集・販売)
　　　　　https://www.jmam.co.jp/

装　丁——吉村朋子
本文DTP—株式会社森の印刷屋
印刷所——シナノ書籍印刷株式会社
製本所——株式会社三森製本所

本書の内容に関するお問い合わせは、2ページにてご案内しております。

ISBN 978-4-8005-9180-7　C2077
落丁・乱丁はおとりかえします。
PRINTED IN JAPAN

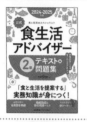
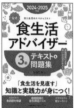
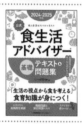
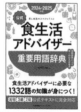
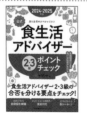